rororo

Die Autorin

Zu diesem Buch

Allein in Deutschland leiden etwa acht bis zehn Millionen Menschen an Angsterkrankungen. Viele werden zunächst wegen vermuteter organischer Leiden behandelt oder mit Psychopharmaka beruhigt, bevor die korrekte Diagnose gestellt ist. Doch schon nach einem Jahr regelmäßiger Angstanfälle schafft es kaum ein Patient, ohne therapeutische Hilfe aus dem Teufelskreis herauszukommen. Die verhaltenstherapeutisch orientierte Christoph-Dornier-Stiftung hat in den vergangenen Jahren große Erfolge in der Behandlung dieser Patienten erzielt. In der *Konfrontationstherapie* begibt sich der Patient – in Begleitung des Therapeuten – in die für ihn am stärksten angstauslösende Situation und lernt, die Angst auszuhalten und zu überwinden.

Brigitte Schröder stellt in diesem Buch die erfolgreiche Therapiemethode vor. *Kurzfragebögen zur Schnellerkennung von behandlungsbedürftiger Angst* ermöglichen außerdem eine erste Selbsteinschätzung für Betroffene, und das Therapietagebuch einer Angstpatientin bietet anschauliche Einblicke in die Erlebnisse und Erfolge im Verlauf der Behandlung.

Die Autorin

Brigitte Schröder, geb. 1950, verheiratet, vier Kinder, zunächst medizinisch-technische Assistentin, studierte nach dem Abitur im zweiten Bildungsweg Psychologie; danach Weiterbildung zur Klinischen Psychologin/Psychotherapeutin mit Schwerpunkt Verhaltenstherapie. Seit Mai 1995 leitet sie das Braunschweiger Institut der Christoph-Dornier-Stiftung.

Die Christoph-Dornier-Stiftung für Klinische Psychologie ist eine gemeinnützige Stiftung bürgerlichen Rechts mit Sitz an der Philipps-Universität in Marburg. Sie wurde im April 1989 von Christoph Dornier gegründet und unterhält derzeit fünf Institute in Münster, Berlin, Braunschweig, Dresden und Marburg.

Brigitte Schröder

Der Weg durch die Angst

Mit der Konfrontationstherapie Angststörungen überwinden

Rowohlt Taschenbuch Verlag

Originalausgabe
Veröffentlicht im Rowohlt Taschenbuch Verlag GmbH,
Reinbek bei Hamburg, März 2000

Redaktion Heike Herrberg
Umschlaggestaltung Barbara Hanke
(Foto: SuperStock)
Satz Apollo PostScript (PageOne)
Gesamtherstellung Clausen & Bosse, Leck
Printed in Germany
ISBN 3 499 60716 6

Inhalt

Angst ist nicht gleich Angst

Angst ist ein Gefühl, das uns Menschen ein Leben lang begleitet – von der Geburt bis zum Tod. Vielleicht erfaßt es uns zum ersten Mal als Neugeborene im engen Geburtskanal und veranlaßt uns zum Schreien, kaum daß wir diese Strapaze hinter uns haben. Die letzte Angst, die Angst vor dem Tod und vor dem, was vielleicht nach dem Sterben kommt, verläßt viele von uns erst ganz kurz vor dem Abschied von dieser Welt. Manche begleitet sie bis zum buchstäblich letzten Atemzug. Im Leben zwischen Geburt und Tod ist Angst ein ständiger und normaler Begleiter, der manchmal nützlich ist, aber ein anderes Mal hinderlich und ärgerlich: die Angst vor Strafen, die Angst vor dem Entdecktwerden bei etwas Verbotenem, die Angst vor Neuem, die Angst vor Verletzungen, die Angst, sich zu blamieren, «das Gesicht zu verlieren», die Angst um Menschen, die wir lieben, die Angst vor Menschen, die wir fürchten oder hassen, die Angst vor Gefahren, die Angst vor Arbeitslosigkeit, die Angst, den Liebsten zu verlieren. Immer wieder ist dieses Gefühl da. Manchmal kommt die Angst auch in sanften Variationen, z. B. als Lampenfieber, oder auch als Angst mit erotischen Empfindungen, z. B. beim «ersten Mal», oder in Begleitung mit einem durchaus gewünschten Kribbeln im Bauch beim Achterbahnfahren, beim Fallschirmsprung oder in anderen gewagten Situationen. Diese Ängste beflügeln uns oder hemmen unseren Lebensweg. Zusammen mit anderen Gefühlen wie Liebe, Haß, Zuversicht, Vertrauen und Freude formen sie die Persönlichkeit eines Menschen und geben seinem Weg im Leben eine Richtung.

Angst spielt aber auch noch eine ganz andere Rolle. Angst kann sich verselbständigen, sie kann zur Krankheit, zur Angstkrankheit werden. Psychologen und Ärzte kennen eine große Zahl verschiedener Angstkrankheiten. Mittlerweile gibt es Methoden, diese Erkrankungen zu heilen oder ihrer Entstehung sogar vorzubeugen. Im Folgenden sollen vier der häufigsten Angstkrankheiten vorgestellt werden: soziale Angst, Panikstörung, Agoraphobie, auch Platzangst genannt, und die spezifische Phobie, d.h. die Angst vor ganz bestimmten Dingen oder Situationen. Folgende Fragen sollen beantwortet werden:

- *Was kennzeichnet diese Störungen?*
- *Wie entstehen sie?*
- *Wie kann man vorbeugen?*
- *Wie kann man sie bewältigen, wie «den Weg durch die Angst» finden?*

Viele Begriffe aus der psychologischen Fachsprache, mit denen seelische Erkrankungen bezeichnet werden, sind heute in die Alltagssprache eingegangen und durchaus sehr gebräuchlich. Wir sprechen davon, depressiv zu sein, wir haben eine manische Phase, und als schizophren bezeichnen wir häufig uneindeutige Situationen oder Menschen, die wir nicht mögen. Auch die Begriffe Angst und Panik gehören zu unserer Alltagssprache.

Angst zu erleben ist ja etwas Alltägliches. Allerdings nur ganz selten handelt es sich dann um eine wirkliche manische oder schizophrene Erkrankung, um eine wirkliche Depression, um eine Panikstörung oder eine der anderen Angstkrankheiten. Anhand von vier Beispielen sollen die Unterschiede zwischen «normaler» Angst und «Angstkrankheit» im Folgenden deutlich gemacht werden. (Wie bei allen weiteren Fallbeispielen, die in diesem Buch beschrieben werden, sind auch hier Namen, Orte, Berufe und andere Angaben verändert, so daß die Anonymität gewahrt ist.)

Menschen in Angst: Vier Fallgeschichten

Beispiel 1

Irene macht sich einen gemütlichen Abend vor dem Fernseher – ein Glas trockener Weißwein, ein paar Trüffel, die Decke um sich geschlungen, so verfolgt sie konzentriert und angeregt den Kampf der Rechtsanwältin um ihren Klienten im Gerichtssaal. Dann schaltet sie den Fernseher aus, bleibt noch einen Moment im Sessel sitzen. Sie denkt an Thomas, der in Berlin an dem für ihn so wichtigen Kongreß teilnimmt. Sie entspannt sich, schaut durch den Raum, ihre Ohren nehmen Geräusche wahr: in der Küche springt der Kühlschrank an, ein Knacken von der Holzdecke. Plötzlich ist die Angst wieder da, die Angst ihrer Kindheit, wenn sie allein gelassen wurde. Der Körper verspannt sich, eine harte Faust drückt ihr Magen und Darm zusammen, Schweiß rinnt zwischen den Schulterblättern herab, sie hat das Gefühl, nicht atmen zu können. Ist jemand im Haus? Hört sie da nicht jemanden atmen? Unfähig, sich zu bewegen, hockt Irene im Sessel. Todesangst, Panik steigt in ihr auf. Nur mit äußerster Anstrengung gelingt es ihr, aufzustehen, vorsichtig zur Tür zu schleichen, diese mit einem energischen Ruck aufzustoßen und das Licht im Korridor einzuschalten. Nichts! Noch immer aufs äußerste angespannt, schleicht sie durch den Korridor zum Kinderschlafzimmer, öffnet leise die Tür. Vom Bettchen hört sie das leichte Schnorcheln, das Tim immer beim Schlafen von sich gibt. Das Nachtlicht verbreitet sanftes Licht – im Zimmer ist nichts Ungewöhnliches zu sehen.

Irene zieht die Tür ran, läßt sie nur einen Spalt offen. Dann geht sie, immer noch verspannt, unsicher, mit klopfendem Herzen durch die gesamte Wohnung, kontrolliert alle Türen und Fenster, schaut in Schränke, hinter und unter die Sofas und die Betten. Während sie dann im Bad die Zähne putzt, kann sie sich im Spiegel schon wieder anlachen. Dann später im Bett, die Tür läßt sie einen Spalt offen, um das gleichmäßige Atmen ihres Sohnes zu hören, merkt sie, wie sie immer ruhiger wird, das Herz schlägt normal, sie entspannt sich. In Gedanken stellt sie einen Plan für den nächsten Tag auf: Tim um 8.30 Uhr in den Kindergarten bringen, dann mit dem Auto zum Flughafen, um pünktlich um 10.15 Uhr Thomas abzuholen. Er wird sich freuen. Irene schläft ein.

In diesem Beispiel haben wir beobachtet, wie eine Frau ihre starke Angst erlebt. In eigenen Berichten wird Irene sogar sagen, daß sie panische Angst empfunden hat. Woran merkt Irene, daß sie Angst hat? Wann sehen andere, daß ein Mensch Angst hat?

Angst findet immer auf drei Ebenen statt: Es gibt eine gedankliche Komponente, es gibt körperliche Symptome, und es gibt eine Verhaltensäußerung. Bei Irene begann die Angst auf der Ebene der Gedanken: «Könnte dieses Geräusch von einem Einbrecher sein?» Fast schlagartig – häufig kann man hinterher gar nicht mehr sagen, was als erstes da war – werden dann starke körperliche Empfindungen wahrgenommen wie Herzklopen, Schwitzen, Verspannungen, Hitze, Kälte, Atemnot. So war es auch bei Irene. Sie fühlte Druck auf Magen und Darm, und Schweiß bildete sich zwischen den Schulterblättern. Dies ist die körperliche Ebene der Angst. Die dritte Ebene ist das Verhalten. Irene verspannte sich und war eine Zeitlang nicht in der Lage, sich zu bewegen. Dann brachte aber die Angst sie dazu, sich wieder in einer ganz bestimmten Weise zu verhalten. Sie untersuchte sorgfältig die gesamte Wohnung, sah dabei sogar unter die Betten. Dieses Verhalten ist ebenfalls ein Zeichen der Angst. Ohne Angst hätte sie ein solches Verhalten zu diesem Zeitpunkt sicher nicht gezeigt.

Angst spielt sich immer auf diesen drei Ebenen ab, die untrennbar miteinander verbunden sind. Nur die Symptome sind häufig unterschiedlich stark ausgeprägt, oder die zeitliche Aufeinanderfolge ist anders. Menschen nehmen diese Ebenen auch unterschiedlich stark wahr, und sogar derselbe Mensch in unterschiedlichen Angstsituationen nimmt die Angst, d. h. ihre Ausprägung in diesen drei Ebenen, von Situation zu Situation anders zur Kenntnis.

Ist Irenes Angst nun noch «normal», oder zeigt sich dort bereits eine Angstkrankheit? Psychologen haben aufgrund jahrzehntelanger Forschungen genaue Kriterienkataloge entwickelt, die beschreiben, was zu jeder psychischen Krankheit an Symptomen und Phänomenen gehört, um eine entsprechende Krankheit zu diagnostizieren. Später werde ich noch einmal genauer auf die Kriterienkataloge eingehen. Ein wichtiges Kriterium, das zuallererst zu bedenken ist, ist der sogenannte Leidensdruck. Einfacher ausgedrückt kann man sagen, ein Erleben wird erst dann zur Krankheit, wenn der betroffene Mensch stark darunter leidet. Dabei bedeutet Leiden vor allem, daß der Mensch in seinem Leben eingeschränkt wird. Er kann nicht das tun, was er von seinen Fähigkeiten her könnte und was er eigentlich auch gern tun möchte. Bei einigen sehr schweren psychischen Erkrankungen ist ein Symptom der Krankheit aber auch, daß der Patient dieses Leiden und die Einschränkungen seines Lebens nicht wahrnehmen kann, weil er nicht mehr in der Lage ist, Wahnideen und Trugwahrnehmungen von der Realität zu unterscheiden. In diesen Fällen sind es dann vor allem die Menschen aus dem nächsten sozialen Umfeld, die leiden.

Dies heißt aber, daß bei der Feststellung, ob das Erleben eine Krankheit ist oder nicht, der erste Fachmann, die erste Fachfrau nicht die Professionellen, die Psychologen oder Psychiater sind, sondern der oder die Betroffene selbst (in Ausnahmefällen die Angehörigen).

Kommen wir auf unser konkretes Beispiel zurück. Irene würde sich als ihre eigene Expertin nicht als krank und hilfebedürftig ansehen. Natürlich war ihre Angst vor einem möglichen Einbrecher sehr unangenehm für sie. Aber erstens war ihre Angst nicht ganz unbegründet (schließlich wird jeden Tag irgendwo eingebrochen), und zweitens war Irene in der Lage, angemessen zu handeln. Sie kontrollierte ihr Haus und konnte sich danach entspannen und schlafen. Vermutlich werden die Nächte, in denen sie alleine zu Hause ist, weiterhin unangenehm für sie sein, und sie wird wohl auch immer mal wieder überzogen ängstlich reagieren, aber dieses Verhalten und Erleben schränken sie nicht ein. Sie wird keine übertriebenen Sicherheitsmaßnahmen veranlassen, sie wird auch weiterhin, wenn es sein muß, allein zu Hause bleiben. Sie wird in ihrem Handlungsspielraum nicht eingeschränkt sein. Irene leidet also zwar ab und an unter starken Ängsten, aber sie ist nicht angstkrank.

Beispiel 2

Erleichtert steigt Herbert aus dem Auto. Ein Parkplatz direkt vor der Tür. Ein seltenes Ereignis. Müde betritt er die elterliche Wohnung, die er nach dem Tod seiner Mutter allein bewohnt. Essen? Ach nein, erst einmal etwas zur Entspannung, erst diesen Druck loswerden. «Na, du feierst heute sicher, nicht?», hatte ein Kollege gesagt, als er mit einem «Tschüs, bis morgen!» das Büro verließ. Feiern! Was sollte er feiern? Was wissen die anderen denn von der ewigen Anspannung und Anstrengung, die er durchmacht. Was war das zum Beispiel heute wieder für eine Quälerei, als die Sekretärin des Chefs durchgeben ließ, er solle sich um 14.00 Uhr im Allerheiligen einstellen. Von da an hatte er nicht mehr arbeiten können. Alle Kraft mußte er darauf verwenden, ruhig vor seinem PC sitzen zu bleiben, den Kollegen nicht merken zu lassen, daß er nicht mehr arbeiten konnte. Immer wieder gingen ihm schreckliche Bilder durch den Kopf. Er sah sich beim Eintreten in das Büro des Chefs stolpern, fühlte es beinahe schon, wie sich seine Gesichtsfarbe verändern würde. Mit heißem, rotem Gesicht würde er dastehen. Wahrscheinlich würde der Chef ihm wieder einen Kaffee anbieten. Seine Hände würden zittern, die Kaffeetasse auf dem Unterteller klirren, vielleicht würde er gar etwas verschütten oder vor lauter Verkrampfung beim Trinken schlürfen. Der Chef würde ihn mitleidig angucken und diesem unsicheren Schwächling ganz sicher nicht das Projekt anbieten, für das er nun alle Vorbereitungen abgeschlossen und die Berechnungen erstellt hatte. Überhaupt diese Berechnungen. Waren sie in Ordnung, hatte er nicht doch etwas Wichtiges übersehen? Machte er sich nicht etwas vor, wenn er meinte, gute Arbeit geleistet zu haben? Immer stärker wurde sein Schwächegefühl. Er schwitzte, und seine Brust fühlte sich an, als ob ein Eisenring sie zusammenpreßte. Wahrscheinlich hat niemand mitbekommen, wieviel Kraft es ihn gekostet hat, dann den Raum zu durchqueren. Wobei doch alle sicher gesehen haben, wie komisch er ging. Als er an der Sekretärin vorbeikam, hat die seinen Angstschweiß gerochen, da ist er sicher, sie hat so angestrengt an ihm vorbeigesehen. Dann in das Zimmer des Chefs. Da ging es ganz schnell, er selbst kam kaum zu Wort. Es gab Gott sei Dank keinen Kaffee. Er soll nicht nur alleinverantwortlich das neue Projekt, sondern die Führung einer neu zu erstellenden Abteilung übernehmen. Natürlich müsse dies gut vorbereitet werden. Als erstes sollte er an diesem Seminar in Bonn teilnehmen, über das ja in den letzten Dienstbesprechungen schon geredet wurde. Die anderen noch laufenden Projekte sollte er in den nächsten zwei Wochen seinem Nachfolger übergeben, um dann für die neue Aufgabe ganz frei zu sein. Das Seminar beginne in drei Wochen, und natürlich würden seine Spesenabrechnungen für die vierzehn Tage großzügig gehandhabt werden. Er solle sich nicht scheuen, wichtige Teilnehmer aus anderen Firmen zu kleinen privaten Unternehmungen einzuladen. Kontakte solle er herstellen, sich bekannt und beliebt machen.

Herberts Bier ist ausgetrunken. Er holt sich ein neues und den Apfelkorn dazu. Feiern, hat Jochen gesagt. Na gut, dann feiert er eben jetzt. Nach einer halben Flasche Apfelkorn und dem fünften Bier geht es Herbert besser. Vielleicht kann er es doch schaffen. Die neue Abteilung aufbauen. Klar, das traut er sich jetzt zu. Da wird er dann ein Büro für sich allein haben und viel entspannter arbeiten können, ohne die dauernde Beobachtung durch Jochen. Aber dann kommen wieder die Bedenken: Wie soll er das Seminar schaffen? Das vornehme Hotel! Sicher gibt es da ein Frühstucksbuffet. Durch den ganzen Raum gehen, andere Teilnehmer des Seminars treffen. Soll er sich dann an deren Tisch setzen? Was ist, wenn er rot wird, nichts Gescheites sagen kann? Sicher wird ihm die Wurst von der Gabel fallen. Ach, natürlich wird er das schaffen. Sind doch nur vierzehn Tage, und dann hat er sein eigenes Büro. Nach dem zehnten Bier geht Herbert ins Bett. Er kann viel vertragen, schwankt nicht einmal, als er beim Ausziehen der Socken auf einem Bein steht.

Der Wecker klingelt. Mit dröhnendem Kopf steht Herbert auf. Nein, er kann nichts essen. Schlecht fühlt er sich. Später im Büro kann er sich nicht auf seine Arbeit konzentrieren. Immer wieder kreisen die gleichen Gedanken durch seinen Kopf. Er kann es nicht schaffen, er kann nicht Abteilungsleiter werden. Die anderen wissen nur nicht, wie schlecht er ist. Nie wird er Lösungen finden. Und das Seminar! Wahrscheinlich wird er schon an der Rezeption Teilnehmer treffen, wenn er dort stotternd nach seinem Zimmer fragt. Niemand wird ihn ernst nehmen. Man wird ihn bemitleiden, verlachen. Als Jochen in die Mittagspause geht, schreibt Herbert am PC seine Kündigung. Als Begründung gibt er an, er habe festgestellt, daß dieser Beruf ihm nicht ausreichend Befriedigung verschaffe und er sich entschlossen habe, noch einmal etwas ganz anderes zu machen, vielleicht werde er ein Studium aufnehmen. Er gibt diesen Brief im verschlossenen Umschlag bei der Sekretärin ab und geht zum Arzt. Als er diesem seinen Erschöpfungszustand schildert, erhält er die gewünschte Arbeitsunfähigkeitsbescheinigung. Hoffentlich läßt sich sein Chef auf die fristlose Kündigung ein.

Auch in diesem Beispiel erlebt ein Mensch viele Ängste. Wieder können wir die drei Ebenen der Angst erkennen. Aber anders als bei Irene dauert die Angst hier sehr viel länger, die körperlichen Symptome sind nicht so stark ausgeprägt, oder Herbert hat sie nicht so wahrgenommen. Im Vordergrund steht diesmal die gedankliche Komponente: Angstgedanken, angstmachende Vermutungen und Vorhersagen, die Herbert im Kopf herumgehen. «Was will der Chef von mir?» – «Alle sehen, daß ich Angst habe.» – «Ich werde mich todsicher blamieren.» – «Ich werde es nicht schaffen.» Diese Gedanken verfolgen und beschäftigen Herbert seit langer Zeit. Immer wieder tauchen sie auf und werden besonders quälend, wenn ihm eine Situation bevorsteht, in der andere womöglich sein – da ist er sich sicher – unpassendes Verhalten sehen können. Herbert erlebt ganze Gedankenkaskaden, eine Horrorvorstellung jagt die nächste. Über Stunden quälen ihn diese Gedanken. Sie engen ihn ein. Er kann nur noch diese Gedanken verfolgen, nicht mehr arbeiten, sich nicht mehr auf andere Aufgaben konzentrieren.

Die körperliche Ebene der Angst nimmt er nur kurzfristig wahr, als er tatsächlich den Gang zum Chef antritt. Er fühlt sich schwach, schwitzt und verspürt einen Druck in der Brust. Herbert verhält sich anders, als wir es bei Irene im ersten Beispiel gesehen haben. Irene zeigte ein fast paradoxes Verhalten – sie ging auf ihre Angst zu, durchsuchte die Räume und riskierte, dem Schlimmsten, dem Einbrecher zu begegnen. Herbert tut dies ganz kurz und notgedrungen, als er zum Gespräch ins Zimmer des Chefs geht. Aber er trinkt dort keinen Kaffee. Später bringen seine quälenden Gedanken ihn dazu, Alkohol zu trinken. Dies zeigt dann die gewünschte Wirkung. Auch Herberts Angst läßt nach. Sie ist aber am nächsten Morgen nur um so stärker wieder da. Das jetzt folgende Verhalten ist ebenfalls sehr typisch für Angsterleben – Herbert flieht. Er schreibt seine Kündigung.

Ist Herbert angstkrank? Herbert leidet – und dies schon seit seiner Pubertät – unter starken Ängsten in Situationen, in denen andere ihn beobachten und bewerten könnten. Er fürchtet, sich ungeschickt und tolpatschig zu benehmen und sich damit als Trottel darzustellen. Trotz dieser Ängste ist es ihm gelungen, Karriere zu machen. Aber seine Bewältigungsstrategien versagen immer mehr. Nur Alkohol, den er sich nach der Arbeit gönnt, bringt ihm Entspannung. Diese Wirkung ist aber am nächsten Morgen schon verflogen, und sein Kampf beginnt von neuem. Er ist ganz deutlich in seinen Lebensmöglichkeiten behindert. Seine Angst hindert ihn, den nächsten Schritt in seiner beruflichen Karriere zu tun. Über sein Privatleben haben wir in der Szene wenig gehört. Da er allein in der ehemaligen elterlichen Wohnung wohnt, scheint seine Angst ihn auch im Privatbereich einzuschränken.

Herbert könnte an einer Angstkrankheit leiden, an einer *sozialen Phobie*.

Beispiel 3

Monika hat es nie leicht gehabt in ihrem Leben als alleinerziehende Mutter ohne abgeschlossene Berufsausbildung. Stets quälen sie Geldsorgen und Liebesbeziehungen. Versuche, einen Partner zu finden, führen zu immer neuen Verletzungen und Enttäuschungen. Dann verunglückt ihr Bruder, der einzige Mensch, der ihr geholfen hatte. Die letzten Jahre hatten sie und ihre Tochter sich eine Wohnung mit dem Bruder geteilt. Aber gerade dieser neue Schicksalsschlag bringt dann doch die Wende. Aus der losen Beziehung zu Armin wird eine richtige Freundschaft, dann Liebe. Nun wohnen sie schon seit sieben Monaten zusammen, und alle drei verstehen sich prächtig. Das Leben hat wieder Farbe und einen Sinn. Diese Woche sind Armins Schwester und deren Mann zu Besuch. Gestern hatten sie den beiden schon Münchens Innenstadt gezeigt. Heute machen sie einen Ausflug zum Olympiagelände und fahren gerade mit dem Fahrstuhl auf den Olympiaturm. Plötzlich merkt Monika, wie eine heiße Woge in ihr aufsteigt. Schweiß bricht ihr aus, gleich darauf beginnt sie vor Kälte zu schaudern. Ihr Herz klopft unregelmäßig, immer heftiger. Die Brust tut weh. Monika bekommt schreckliche Angst – ein Herzinfarkt? Sie kann den Freunden kaum antworten, als diese sie fragen, was los sei. Als der Fahrstuhl hält, zittern ihre Beine so stark, daß sie kaum aussteigen kann. Draußen auf der Plattform wird alles noch schlimmer. Sie zittert am ganzen Körper, der Turm scheint zu schwanken, ihre Knie geben nach, ihr wird schwarz vor Augen, sie muß sich auf den Boden setzen. Der Fahrstuhlführer bringt einen Rollstuhl. «Solche Schwächeanfälle passieren hier oft», sagt er. Während sie im Rollstuhl nach unten fährt, wird ihr Blick langsam wieder klar, draußen in der frischen Luft lassen auch die schmerzhaften Herzschläge wieder nach. Die besorgten Freunde wollen sie zum Notarzt bringen, was Monika aber ablehnt. Doch gleich am darauffolgenden Montag geht sie zum Hausarzt und läßt sich untersuchen. Er kann keine Unregelmäßigkeiten finden und spricht von Überarbeitung. Sie bekommt ein pflanzliches Beruhigungsmittel, das sie von da an regelmäßig nimmt. Zwei Wochen später überrascht sie wieder so ein Anfall, als sie in der Schlange des Supermarktes ungeduldig wartet. Doch diesmal läßt es auch dann nicht nach, als sie, gestützt von zwei Verkäuferinnen, vor dem Eingang steht. Ihr Herz rast weiter, sie hat das Gefühl, keine Luft zu bekommen, immer schwerer fällt ihr das Atmen, immer heftiger werden ihre Atemstöße. Plötzlich verkrampfen sich ihre Hände unnatürlich. Todesangst erfüllt sie. In dem Moment kommt der vom Filialleiter gerufene Notarzt. Als sie den Wagen sieht, geht es ihr gleich etwas besser. Im Wagen gibt ihr der Arzt eine Spritze. Obwohl alle Symptome weg sind, als sie im Krankenhaus ankommt, behält man sie zur Beobachtung dort. Vier Tage verbringt sie auf der Notfallstation, dann folgen zwei Wochen in der internistischen Abteilung des Krankenhauses. Man untersucht sie sehr gründlich. Am Tag vor ihrer Entlassung teilt ihr der Oberarzt mit, daß sie kerngesund ist. Als der nächste Supermarkteinkauf ansteht, kann Monika sich nicht überwinden, allein zu gehen. Ihr Freund muß sie begleiten.

Die Hauptperson in diesem Beispiel hat die Entscheidung, ob sie Expertenhilfe braucht, bereits getroffen. Auf dem Fernsehturm hat Monika massive körperliche Symptome erlebt. Wenn man sie nach der Ursache fragen würde, würde sie sicher sagen, daß diese nichts mit Angst zu tun hatten. Sie hat diese Symptome nicht aus Angst bekommen, sondern sie hat später vor diesen Symptomen Angst bekommen. Folgerichtig waren der Hausarzt und das Krankenhaus bis jetzt die Adressaten ihres Hilfesuchens. Die gründlichen körperlichen Untersuchungen ergaben allerdings keine Anhaltspunkte für eine organische Krankheit. Also muß die Ursache der Krankheit hier in einer Störung des Erlebens liegen. Auch Monika scheint unter einer Angstkrankheit zu leiden, obwohl ein Laie hier erst sehr viel später auf die Idee käme, all diese unerklärlichen heftigen Symptome wie Herzrasen und Schwindel mit Angst in Verbindung zu bringen. Viel näher liegt die Vermutung, daß es sich um eine Herzerkrankung oder etwas ähnliches handelt.

In den ersten beiden Fallbeschreibungen haben wir gesehen, daß Angst immer drei Ebenen hat. Diese Ebenen – der Körper, die Gedanken und Gefühle sowie das sichtbare, von außen beobachtbare Verhalten – sind immer beteiligt. Nur die Intensität und die Reihenfolge des Auftretens können sehr unterschiedlich sein. Bei Monika kann vermutet werden, daß ihre Reaktion ganz zu Beginn tatsächlich einfach eine körperliche war: auf den erlebten Streß in der Vorgeschichte, die Aufregung durch den Besuch, den Höhenunterschied durch die Fahrt im Fahrstuhl.

Die verschiedenen Organe des Menschen arbeiten nie ganz gleichmäßig. Das Herz z. B. schlägt nie genau achtzigmal pro Minute, und dies über den ganzen Tag. Es gibt mal mehr und mal weniger Schläge, manchmal auch kleine «Zwischenhupfer». Für gewöhnlich merken wir dies gar nicht. Ganz automatisch – oder autonom, wie Fachleute sagen – reguliert unser Körper diese «Ausreißer», so daß «unter dem Strich» alles stimmt. Diese Unregelmäßigkeiten werden nicht bewußt wahrgenommen. Im Gehirn wird allerdings alles ganz genau registriert, und es wird dort entschieden, ob die Wahrnehmung bewußt wird oder nicht. Bei dieser Entscheidung unserer «Schaltzentrale Gehirn» spielt manchmal der Zufall eine Rolle. Häufiger jedoch wird die Entscheidung dadurch beeinflußt, daß die Unregelmäßigkeiten für uns eine besondere Bedeutung haben und wir unser Bewußtsein trainiert haben, diese Dinge wahrzunehmen. Allerdings gibt es von Mensch zu Mensch große Unterschiede, wie genau jeder die eigenen innerlichen Körperprozesse, z. B. den Herzschlag, wahrnehmen kann.

Filter in unserem Gehirn

Mit unserem Gehörsinn füttern wir unser Gehirn mit Wahrnehmungen. Aber längst nicht alle Laute, die auf dem Trommelfell im Ohr ankommen und an das Gehirn weitergeleitet werden, hören wir auch bewußt. Denken Sie einmal an die letzte Party, die Sie besucht haben. Rings um Sie herum haben sich Leute unterhalten, auch Sie haben vielleicht mit anderen gesprochen. Wenn man Sie zwischendurch gefragt hätte, was am Nebentisch gesprochen wurde, hätten Sie sicher gesagt: «Keine Ahnung, ich habe kaum gehört, daß dort überhaupt gesprochen wurde. Höchstens habe ich einen allgemeinen Geräuschpegel wahrgenommen.» Wenn allerdings in diesem allgemeinen Geräuschpegel mit derselben Lautstärke, mit der auch alles andere gesprochen wurde, jemand Ihren Namen genannt hätte, hätten Sie das sicher gehört. Das heißt, daß Sie eigentlich alles gehört haben, nur Ihr Gehirn hat alles ausgeblendet, was für Sie im Moment nicht wichtig war. Unser Name ist aber etwas sehr Wichtiges, nichts haben wir häufiger gehört als unseren Namen, kein Laut ist uns vertrauter. Wenn er gesagt wird, sind wir gemeint, das ist wichtig, vielleicht sogar lebenswichtig für uns. Also läßt der eingebaute «Filter» dieses Geräusch, wenn es gehört wird, auch immer durch den Bewußtseinsfilter hindurchdringen.

Ein weiteres Beispiel für diese Filter ist das Verhalten von Müttern mit kleinen Kindern. Viele können berichten, daß sie laute Geräusche, z. B. Autolärm auf der Straße, oder der Partner, der später ins Bett kommt, nicht aus dem Schlaf wecken können; aber das viel leisere Weinen des Säuglings, der vielleicht zwei Zimmer weiter schläft, weckt sie sofort auf. Ja, manche Mütter sagen, eigentlich hatten sie das Gefühl, bereits vor dem ersten lauten Schreien wach gewesen zu sein. Unser Gehirn setzt diese Filter auch bei anderen Sinnesorganen, z. B. den Augen, genauso ein. Denken Sie einmal an die Zeit, in der Sie sich für den Kauf eines bestimmten Autos entschlossen hatten. Haben Sie nicht ab diesem Zeitpunkt viel mehr Autos dieser Marke (oder dieser Farbe) auf der Straße bemerkt als früher? Oder wie war es, als Sie schwanger waren? Waren da nicht auch plötzlich viel mehr Schwangere unterwegs als früher?

Wie ist nun das, was Monika erlitten hat, einzuordnen? Was ihr auf dem Fernsehturm und dann im Supermarkt passierte, könnte ein *Panikanfall* gewesen sein. Die bewußte Wahrnehmung der (evtl. stärkeren) Veränderung einer körperlichen Funktion – durch Zufall und zufällige Bewußtseinslenkung oder durch kürzlich gemachte Erfahrungen, die unsere Wahrnehmung (für uns unbewußt) auf die körperlichen Symptome hinlenken – kann einen «Teufelskreis» einleiten: Ich merke, mein Herz schlägt unregelmäßig; dies macht natürlich angst, vielleicht sogar Todesangst, denn nichts ist wichtiger als mein Herz; diese Angst läßt den Körper sofort weiterreagieren; das Hormon Adrenalin wird ausgeschüttet; dies hat zur Folge, daß ganz genau dieselben Symptome sich steigern (Herzrasen), die mich geängstigt haben; jetzt ist der «Beweis» da, das Herz schlägt ja wirklich schneller; mehr Adrenalin wird ausgeschüttet, die Teufelsspirale dreht sich immer schneller. Das ist die körperliche Ebene der Angst.

Nun sind auch die anderen Ebenen beteiligt: Monika macht sich Gedanken, sie ist besorgt. Das zeigt sich daran, daß sie am nächsten Tag zum Arzt geht. Vorher gab es noch ein anderes Verhalten, das zum Angsterleben gehört, nämlich Flucht (in den Rollstuhl, raus aus dem Turm, raus aus dem Supermarkt) und hilfesuchendes Verhalten (Rollstuhl, Arzt, Krankenhaus).

Nach diesen akuten Ereignissen bleibt bei Monika nun eine Komponente über lange Zeit bestehen: Die Angstgedanken, d.h. Gedanken an das Geschehen, und diese Gedanken machen angst. Es ist nun die «Angst vor der Angst», die sie quält und schon im Vorfeld zu ganz spezifischem Angstverhalten bringt. Die Psychologen nennen dies Vermeidungsverhalten. Sie vermeidet es, bestimmte Situationen aufzusuchen, oder aber sie vermeidet es, diese Situationen allein aufzusuchen. Sie wird abhängig von Menschen, die sie begleiten und ihr Sicherheit geben.

Diese Angststörung hatte schon viele Namen – vegetative Dystonie, Herzangst, Neurasthenie, Da-Costa-Syndrom sind nur einige davon. Heute ist bekannt, daß dieses Erleben, das zuerst so sehr einem beginnenden Herzinfarkt oder einer anderen schweren körperlichen Krise wie Schlaganfall, beginnender Ohnmacht oder ähnlichem gleicht, eine

Panikstörung ist. Wenn dann unter dem Einfluß der Angst vor der Angst noch ein starkes Vermeidungsverhalten eintritt, nennt man diese Störung Agoraphobie mit Paniksyndrom. In ganz seltenen Fällen tritt eine so starke Angst vor der Angst auch ohne vorherigen Panikanfall auf. Dies nennt man dann nur Agoraphobie. Auch das Gegenteil kann eintreten: das Vermeidungsverhalten setzt nicht ein, aber immer wieder werden die Betroffenen von offenbar unvorhersehbaren Panikanfällen überwältigt. Dann spricht man vom Paniksyndrom oder der Panikstörung.

Da aber diese Störung in vielem dem Beginn einer körperlichen Erkrankung ähnelt, ist es auf jeden Fall wichtig, richtig und notwendig – auch wenn bereits der Verdacht auf eine Angststörung besteht –, erst einmal den Arzt oder die Ärztin aufzusuchen und eine gründliche körperliche Untersuchung vornehmen zu lassen.

Beispiel 4

Gisela hat sich vorgenommen, an ihrem freien Tag einmal gründlich den Keller aufzuräumen. Als sie den ersten Karton hochhebt, entdeckt sie die dicke, behaarte schwarze Spinne im Regal. Mit einem Aufschrei zuckt die junge Frau zurück. Sie läuft die Treppe hinauf. O Gott, wie soll sie dieses Viech nur beseitigen? Warum ist Walter auch nicht da, der ihr sonst bei solchen Ängsten verläßlich hilft. Sie will aber heute diesen Keller aufräumen. Nach kurzer Überlegung holt sie aus der Küche das Kehrblech und den Handfeger. Ganz starr vor Ekel und Angst geht sie damit in den Keller. Vorsichtig und mit weit vom Körper gestreckten Armen schiebt sie die Spinne auf das Kehrblech. Schnell, mit schwitzenden Händen und immer kleine Angst- und Ekellaute ausstoßend, steigt sie rasch die Treppe mit der auf dem Kehrblech hin- und herlaufenden Spinne hoch. Schnell zur Tür, Kehrblech über das Geländer gehalten und kräftig geschüttelt. Das «Untier» fällt in den Kiefernbusch. Geschafft! Mit weichen Knien, aber richtig stolz, geht Gisela wieder in den Keller, um weiter aufzuräumen.

Welche Art von Ängsten plagt Gisela? Auch sie erlebte starke Angstsymptome (Schweißausbruch, Flucht, Verspannungen). Leidet auch sie unter einer Angstkrankheit?

Wenn die starken Angstsymptome nur beim Anblick von Spinnen auftreten, würde man untersuchen, ob die Kriterien einer *spezifischen (isolierten) Phobie* gegeben sind. Giselas Angstreaktion beim Anblick der Spinne ist sicher heftiger, als sie in Anbetracht des Objektes sein müßte. Ob es sich bei ihr aber um eine Krankheit handelt, d. h., ob ihr Leben dadurch eingeschränkt ist, ist wohl fraglich. Viele Menschen, die von spezifischen Phobien betroffen sind, können mit diesen Störungen gut ihr Leben meistern. Wann begegnet man in unserer Gegend schon einmal einer Schlange? Auch mit einer Höhenangst können die meisten Betroffenen gut leben. Man muß ja nicht auf Berge klettern oder von Türmen schauen. Nur wenn die Höhenangst so ausgeprägt ist, daß ich den Arbeitsplatz kündigen muß, wenn meine Firma in den fünften Stock umzieht, werde ich mich als «gestört», als krank empfinden und Hilfe suchen. Nur wenn die Spinnenangst, die Spinnenphobie, so ausgeprägt ist, daß ich mir z. B. keine Fernsehberichte mehr ansehe, weil evtl. dort eine Spinne gezeigt werden könnte, wenn ich jeden Fleck auf Boden und Wänden genau untersuchen muß, um sicherzugehen, daß es sich nicht um eine Spinne handelt, dann würde man von einer Störung, einer Krankheit, von einer spezifischen Phobie sprechen.

Angstkrankheiten: Die psychologische Beschreibung

In den oben geschilderten Situationen erleben die Menschen Angst, starke Angst. Was aber ist eigentlich Angst?

Angst ist ein Gefühl, eine Emotion, wie man in der Fachsprache der Psychologen sagt. Gefühl – das klingt fast genauso abstrakt wie Seele oder Psyche. Dabei setzt sich dieses Gefühl, eben die Angst, aus ganz konkreten Bausteinen zusammen, wie wir in den vorangegangenen Beispielen gesehen haben.

Ein Baustein dieses Gefühls sind unsere Gedanken – gedankliche Einschätzungen, die immer etwas zu tun haben mit «Gefahr» oder zumindest mit «Achtung! Aufpassen!». Wenn Herbert denkt, sein Chef könne seine zitternden Hände sehen, ist dies für ihn kein neutraler Gedanke, sondern er schätzt diese Vorstellung als gefährlich ein. Gefährlich deshalb, weil der Chef aus der Tatsache, daß Herberts Hände bei dem Gespräch zittern, schließen könnte, daß er insgesamt ein unsicherer Mensch ist und damit unfähig für einen verantwortungsvollen Job.

Irene hat während des Fernsehfilms dieselben Geräusche in ihrer Wohnung gehört, aber erst nach dem Film bekommt diese Wahrnehmung, die Irene nun ohne Ablenkung durch das Fernsehen bewußt registriert, plötzlich eine Bewertung, und diese Bewertung lautet «Gefahr».

Als Monika merkt, daß sie schlecht Luft bekommt, daß ihre Finger sich versteifen, bekommt diese unerklärliche Wahrnehmung sofort das Etikett «Gefahr», sogar höchste

Gefahr: Todesgefahr. «Ich habe gerade einen Herzinfarkt. Ich sterbe!»

Immer wenn wir eine Wahrnehmung, eine Vorstellung oder einen noch so flüchtigen Gedanken mit der Bewertung «Gefahr» verbinden, setzt unser Körper die nächsten Bausteine in das Puzzle «Angst». Durch schnelle Verschaltungen in unserem Nervensystem, ausgehend von der obersten «Chefzentrale» Gehirn, werden Drüsen aktiviert, Hormone und andere Botenstoffe des Körpers ausgestoßen, und es kommt zu ganz typischen, genetisch festgelegten physiologischen Veränderungen. Unser Körper wird aktiviert. Adrenalin wird ausgeschüttet. Diese ersten körperlichen Veränderungen – weitere Bausteine der Angst – geschehen ohne unsere bewußte Wahrnehmung. Wir haben keine Möglichkeit, die Tätigkeit der Nebennierenrinde bei der Adrenalinproduktion wahrzunehmen. Nur die weiteren Veränderungen merken wir, d. h., wie die Botenstoffe (z. B. das Adrenalin) auf fast alle Organe unseres Körpers wirken: Der Herzschlag wird schneller, die Durchblutung verändert sich, die Wahrnehmung wird eingeschränkter, konzentriert sich auf die mögliche Gefahrenquelle, Schweißabsonderungen nehmen zu. All dies, die Gedanken und die körperlichen Veränderungen resultieren dann in dem, was wir mit dem Begriff «Angst» bezeichnen. Wir erleben ein Gefühl.

Auch Sie, liebe Leserin, lieber Leser, kennen dieses Gefühl, haben es sicher vor nicht langer Zeit, vielleicht gerade vor ein paar Minuten, höchstens Stunden, erlebt. Ein kleines Mißgeschick drohte zu passieren, das Zahnputzglas konnte gerade noch aufgefangen werden, das Auto sprang nicht an, und Ihr Chef wartete auf den Schlüssel vor der

Bankfiliale, ein Verkehrsrowdy nahm Ihnen die Vorfahrt, Ihr Kind hatte seine Finger bedrohlich nah an der heißen Herdplatte, Sie sahen, wie im Fernsehkrimi das Opfer ahnungslos in der Küche hantierte, während sich der Vergewaltiger ihr von hinten näherte. Sie standen vor dem Haus, in dem kurz darauf Ihr Vorstellungsgespräch stattfinden sollte – wir könnten uns noch viele ähnliche Situationen vorstellen. In all diesen Situationen und in abertausend anderen entsteht – mehr oder weniger intensiv – das Gefühl der Angst, das wir in milderen Ausprägungen auch als Gefühl des Lampenfiebers, der Aufregung oder Nervosität bezeichnen. Immer entwickeln sich – unterschiedlich in der Zeitdauer und/oder der Intensität – dieselben Bausteine der Angst. Wir sind machtlos dagegen, denn dies ist in unserm Körper genetisch festgeschrieben, also vererbt vom Urmenschen über die Jahrtausende bis heute, genauso verankert wie unsere körperlichen Reflexe (z. B. das Blinzeln, wenn uns etwas ins Auge fliegt, oder das Hochschnellen des Unterschenkels nach einem Schlag auf eine bestimmte Stelle unterhalb der Kniescheibe).

Die Flucht- / Kampf-Reaktion unseres Körpers

Die Angstreaktion des menschlichen Körpers auf eine – bewußt oder unbewußt – als bedrohlich wahrgenommene Situation läuft also genauso automatisch wie der körperliche Reflex ab. Sie gehört zu unserer ererbten Ausstattung und kann, wie z. B. die Augenfarbe oder die Körpergröße, nicht beeinflußt werden. Diese reflexhafte angeborene Reaktion des menschlichen Körpers war und ist sinnvoll, sogar überlebensnotwendig, denn sie dient dazu, unseren Körper bei (möglichen) Gefahren zu aktivieren, um schnell fliehen zu können oder eine aktive Abwehr leisten zu können. Es ist die sogenannte Flucht-/Kampf-Reaktion des Körpers bei Bedrohung. Allein diese blitzartige Reaktion des Körpers, die ohne großes Nachdenken stattfindet, hat den womöglich schwächsten Geschöpfen in unserem Universum das Überleben ermöglicht. So konnte der «nackte Affe» den Gefahren der Natur trotzen.

Was passiert bei dieser Reaktion? Nervenimpulse durch das Gehirn allein reichen nicht aus, denn um entweder schnell fliehen zu können oder aktiv zu kämpfen, benötigt der Mensch die Mitwirkung vieler Organe. Deshalb werden durch einen Nervenimpuls zwei kleine Drüsen, die jeweils über den Nieren sitzen, aktiviert, ihr Hormon – es heißt Adrenalin – auszuschütten. Dieses Adrenalin erreicht nun über das Blut alle Organe und bewirkt damit ein sinnvolles Zusammenspiel. Der Herzschlag z. B. wird höher und kräftiger, damit mehr Blut durch die Muskeln fließen kann. Die Leber produziert mehr Blutzucker, was bewirkt, daß der Mensch nun schneller laufen kann oder die zuschlagende Faust mehr Kraft entwickelt. Um dies noch effektiver zu machen, werden kleine Blutgefäße verengt und die Peripherie des Körpers, besonders Finger und Zehen, nicht mehr so stark durchblutet. Der positive Nebeneffekt ist, daß im Falle einer Verletzung der Mensch nicht sofort so viel Blut verliert. Bemerkbar macht sich diese Wirkung manchmal als Kribbeln und Taubheitsgefühl in den Fingern oder Füßen. Adrenalin steigert die Schweißproduktion.

Auch dies ist ein wichtiger Effekt, weil dadurch der erhitzte Körper schneller abkühlt und als Nebenwirkung dieser vermehrte Schweißfluß die Haut glitschiger macht – man kann nicht so gut festgehalten werden. Menschen in Angst registrieren dabei vor allem, daß ihnen heiß wird und sie manchmal regelrechte Hitzewallungen, wechselnd mit Kälteschauern, haben. Ein weiterer Effekt der körperlichen Aktivierung bei Angst ist die Konzentration auf die Gefahrenquelle, allerdings mit der Nebenwirkung, daß das Sichtfeld eingeengt wird. Auch die Atmung verändert sich, sie wird kräftiger und schneller.

Es gibt jedoch auch Organe, auf die das Adrenalin eine hemmende Wirkung hat. Die Arbeit des Verdauungssystems, des Magen-Darm-Trakts, der beim tatsächlichen oder vermeintlichen Überlebenskampf nicht gebraucht wird, wird gedrosselt. Das plötzliche Aussetzen der Muskeltätigkeit in diesem Bereich kann zu Harndrang und plötzlichem Stuhlgang führen. Man macht sich vor Angst in die Hose. Der Volksmund kennt diese Phänomene der Angst sehr gut. Und wie ist es bei Ihnen? Müssen Sie nicht auch vor aufregenden Ereignissen häufiger zur Toilette? Aber wie gesagt, Darm und Blase werden nicht gebraucht beim Kampf, gefragt sind nur die schnellen Reaktionsmöglichkeiten anderer Muskeln – meistens der, die für ein schnelles Weglaufen nötig sind. Die automatisch ablaufende Flucht-/Kampf-Reaktion des Körpers stellt, wie oben beschrieben, dafür die erforderlichen Kraftreserven zur Verfügung.

Auch heute ist diese Reaktion nötig und lebensrettend. Wohldosiert bewirkt sie, daß ich schnell genug auf die Bremse treten kann, wenn mir die Vorfahrt genommen wird, daß ich mein Kind rasch genug aus der Gefahrenzone des Herdes holen kann oder daß ich das Bewerbungsgespräch gut überstehe, weil sich meine Aufmerksamkeit durch die Aktivierungsreaktion meines Körpers auf diese Aufgabe konzentriert und ich nicht mehr über die Probleme mit meinem Partner nachdenke.

Anzeichen einer psychischen Krankheit

Wenn wir an Irene, Herbert, Monika und Gisela denken – war deren Angst auch sinnvoll und nützlich? Oder ist sie das, was immer mehr Menschen unserer Zeit erleben, eine außer Kontrolle geratene Angst, eine Angstkrankheit?

Wenn wir eine körperliche Krankheit haben, ist diese meist anhand von nachweisbaren körperlichen Veränderungen feststellbar. Das Blutbild ist nicht in Ordnung, die Körpertemperatur ist zu hoch, Eiterpusteln bedecken die Mandeln, Steine sitzen in der Galle, Hormonkonzentrationen weichen laut Labortests von der Norm ab, bildgebende Verfahren (Röntgenaufnahmen, CT) zeigen Gewebeveränderungen, wie z. B. Tumore. Wie stellt man aber fest, daß jemand an einer psychischen Krankheit leidet? Auch hierfür gibt es untrügliche Anzeichen, bestimmte Symptome, die dem Fachmann, der Fachfrau – Diplompsychologen und bestimmten Fachärzten, wie z. B. Psychiatern – die Diagnostik einer psychischen Störung mit gleicher Sicherheit erlauben, wie dies Ärzte und Ärztinnen bei körperlichen Erkrankungen tun können.

Da aber, wie auch bei körperlichen Beeinträchtigungen,

der Übergang zwischen krank und gesund fließend ist und sehr von der Persönlichkeit und den eigenen Verarbeitungsfähigkeiten abhängt, ist zuallererst der Betroffene selbst der Experte, der entscheiden kann, ob er an einer behandlungsbedürftigen Krankheit leidet oder nicht. Nur er kann mit Sicherheit sagen, daß sein Leiden, sein verändertes Fühlen und Erleben ihn in seiner normalen Lebensentfaltung, sei es im Beruf, in der Freizeit oder im Familienleben, einschränken. Nur er kann entscheiden, ob er unter dieser Einschränkung wirklich ernsthaft leidet.

Dies ist also der erste Schritt der Diagnostik. Der bzw. die Betroffene entscheidet selbst, ob er/sie hilfebedürftig ist. Der zweite Schritt ist dann, die vorhandenen Störungen zu vergleichen mit den Symptomkatalogen für psychische Störungen. Dies kann natürlich am besten ein Experte oder eine Expertin (Diplompsychologe/in, psychologischer oder ärztlicher Psychotherapeut), der/die in dieser Diagnostik ausgebildet ist.

Die Weltgesundheitsorganisation hat eine Klassifikation psychischer Störungen erstellt, die sogenannte ICD 10 (International Classification of Deseases, 10. Revision, siehe Anhang). Wissenschaftlerinnen und Wissenschaftler erarbeiten nach dem neuesten Stand der Forschung regelmäßig Kriterienkataloge, nach denen körperliche und psychische Störungen genau beschrieben werden können. Diese Kataloge dienen dann der Verständigung der Wissenschaftler untereinander, damit die Störung, die ein Arzt in Indien mit dem Namen Bronchitis belegt, auch von einer Ärztin in Deutschland Bronchitis genannt wird und man bei einem

Medikament gegen Heuschnupfen auch in anderen Ländern als in dem Herstellungsland weiß, gegen welche Krankheit dieser Wirkstoff helfen kann. Auch andere Vereinbarungen erfolgen aufgrund dieser Klassifikationen. So bezahlen z. B. Krankenkassen nur die Behandlung einer Krankheit, die sich mit den dort niedergelegten Symptomen beschreiben läßt. Jede der katalogisierten Störungen hat eine ICD-Nummer. Im Folgenden können Sie die Kriterien für die vermuteten Angstkrankheiten der Personen aus unseren vier Beispielen nachlesen.

Soziale Phobien

Soziale Phobien beginnen oft in der Jugend, und in ihrem Zentrum steht die Furcht vor prüfender Beobachtung durch andere Menschen in verhältnismäßig kleinen Gruppen (anonyme große Menschenmengen lösen meist keine Angst aus). Sie führen schließlich dazu, daß soziale Situationen vermieden werden. Diese Ängste können klar abgegrenzt sein und beispielsweise nur beim Essen und Sprechen in der Öffentlichkeit oder bei Treffen von Angehörigen des anderen Geschlechts auftreten, oder sie sind unbestimmt und treten in fast allen sozialen Situationen außerhalb des sicheren Familienkreises auf. Auch die Angst, in der Öffentlichkeit zu erbrechen, kommt vor. Soziale Phobien sind in der Regel mit einem niedrigen Selbstwertgefühl und der Furcht vor Kritik verbunden. Sie können sich in Beschwerden wie Erröten, Händezittern, Übelkeit oder Drang zum Wasserlassen äußern. Dabei meint der Patient oder die Patientin manchmal, daß eines dieser sekundären Symptome die eigentliche Krankheit sei. Die Symptome können sich bis zu Panikattacken verstärken. In extremen Fällen kann die Vermeidung der angstauslösenden Situationen zu vollständiger sozialer Isolation führen.

Diagnostische Leitlinien:

1. Die psychischen Verhaltens- oder vegetativen Symptome sind nicht Symptome einer anderen Krankheit, wie z. B. einer Psychose.
2. Die Angst tritt *nur* in bestimmten *sozialen* Situationen auf oder ist in solchen Situationen am stärksten.
3. Der oder die Betroffene vermeidet diese Situationen, wenn es möglich ist, oder steht sie nur mit großer körperlicher und seelischer Anspannung durch.

(In der ICD 10 ist diese Störung unter F 40.1 verzeichnet.)

Wenn Sie den Verdacht haben, Sie könnten diese Kriterien einer sozialen Phobie erfüllen, finden Sie ab Seite 146 Checklisten, die Sie ausfüllen und auswerten können. Mit Hilfe dieser Fragebögen können Sie in einem ersten Schritt überprüfen, ob Sie sich fachliche Unterstützung suchen sollten.

Panikstörungen

Das wesentliche Kennzeichen einer Panikstörung sind wiederkehrende Angstattacken (Panik), die für die Betroffenen nicht vorhersehbar sind, sondern «aus heiterem Himmel» kommen. Die dabei auftretenden Symptome variieren von Mensch zu Mensch. Typisch ist aber der plötzliche Beginn und die schnelle Steigerung; es vergehen nur ca. zehn Minuten, bis die Symptome in voller Stärke fühlbar sind. Symptome sind Herzklopfen, Brustschmerz, Erstickungsgefühle, Schwindel und Entfremdungsgefühle (Depersonalisation oder Derealisation). Fast immer entwickelt sich dann daraus auch die Furcht zu sterben, vor Kontrollverlust oder die Angst, wahnsinnig zu werden. Die einzelnen Anfälle dauern meistens nur Minuten, manchmal auch länger. Häufigkeit und Verlauf der Störung sind sehr unterschiedlich. Patienten erleben in einer Panikattacke oft eine allmähliche Steigerung der Angst und der vegetativen Symptome, was zu einem meist fluchtartigen Verlassen des Ortes führt. Kommt dies in einer besonderen Situation vor, z. B. in einem Bus oder in einer Menschenmenge, so wird der Patient in Zukunft diese Situationen meiden (siehe unter Agoraphobie). Auf ähnliche Weise können häufige und unvorhersehbare Panikattacken Angst vor dem Alleinsein oder vor öffentlichen Plätzen hervorrufen. Einer Panikattacke folgt meist die ständige Furcht vor einer erneuten Attacke.

Diagnostische Leitlinien:

Eine eindeutige Diagnose ist nur bei mehreren schweren vegetativen Angstanfällen möglich, die innerhalb eines Zeitraums von etwa einem Monat aufgetreten sind:

1. in Situationen, in denen keine objektive Gefahr besteht;
2. wenn die Angstanfälle nicht auf bekannte oder vorhersagbare Situationen begrenzt sind (d. h. wenigstens beim ersten Mal «aus heiterem Himmel» kamen);
3. wenn zwischen den Attacken weitgehend angstfreie Zeiträume liegen (hier ist allerdings Erwartungsangst häufig).

(In der ICD 10 ist diese Störung unter F 41.0 verzeichnet.)

Wenn Sie den Verdacht haben, Sie könnten diese Kriterien einer Panikstörung erfüllen, finden Sie ab Seite 146 Checklisten, die Sie ausfüllen und auswerten können. Mit Hilfe dieser Fragebögen können Sie in einem ersten Schritt überprüfen, ob Sie sich fachliche Unterstützung suchen sollten.

Agoraphobien

Agoraphobie – Platzangst – bezieht sich nicht nur auf die Angst vor offenen Plätzen. Der Begriff beschreibt eine zusammenhängende und sich häufig überschneidende Gruppe von Ängsten vor verschiedenen Situationen, wie der Angst, das eigene Haus zu verlassen, Geschäfte zu betreten, sich in eine Menschenmenge zu begeben, öffentliche Plätze aufzusuchen, allein in Zügen, Bussen oder Flugzeugen zu reisen. Manche Betroffene sind völlig an ihr Haus gefesselt oder können es nur mit vertrauten Begleitpersonen verlassen. Typisch ist, daß das Fehlen eines sofort nutzbaren «Fluchtweges» Angst auslöst.

Diagnostische Leitlinien:

1. Die Symptome dürfen nicht auf einer Wahnvorstellung oder auf Zwangsgedanken beruhen.
2. Die Angst muß in mindestens zwei der folgenden umschriebenen Situationen auftreten: in Menschenmengen, auf öffentlichen Plätzen, bei Reisen mit weiter Entfernung von zu Hause oder bei allein unternommenen Reisen.
3. Ein Vermeiden solcher angstauslösenden Situationen muß vorliegen oder vorgelegen haben.

Wenn vor Beginn der Vermeidung wenigstens einmal eine Panikattacke (Symptome aus «heiterem Himmel») aufgetreten ist oder auch heute noch auftritt, spricht man von einer Agoraphobie mit Panikstörung. Wenn es vor Beginn des Vermeidungsverhaltens noch nie Panikattacken gegeben hat und diese auch heute nicht unvorhergesehen auftreten, sondern nur, wenn der Patient sich in der angstauslösenden Situation befindet, handelt es sich um eine Agoraphobie ohne Panikstörung.
(In der ICD 10 ist diese Störung unter F 40.0 verzeichnet.)

Wenn Sie den Verdacht haben, Sie könnten diese Kriterien einer Agoraphobie erfüllen, finden Sie ab Seite 146 Checklisten, die Sie ausfüllen und auswerten können. Mit Hilfe dieser Fragebögen können Sie in einem ersten Schritt überprüfen, ob Sie sich fachliche Unterstützung suchen sollten.

Spezifische (isolierte) Phobien

Hier handelt es sich um Phobien, die auf ganz spezifische Situationen beschränkt sind. Dabei kann es um die Nähe bestimmter Tiere gehen, wie z. B. Mäuse, Spinnen, Hunde, um Angst vor Höhen, vor Donner, vor der Dunkelheit, vorm Fliegen, Angst vor geschlossenen Räumen, dem Urinieren oder Defäkieren auf öffentlichen Toiletten, dem Verzehr bestimmter Speisen, Angst vor dem Zahnarztbesuch, dem Anblick von Blut oder Verletzungen oder die Furcht, bestimmten Krankheiten (häufig Strahlenkrankheit, Geschlechtskrankheit, Krebs oder AIDS) ausgesetzt zu sein.

Obwohl die auslösende Situation eng begrenzt ist, kann sie wie bei der Agoraphobie oder sozialen Phobie Panik auslösen.

Diagnostische Leitlinien:

1. Die Symptome dürfen nicht auf einer Wahnvorstellung oder auf Zwangsgedanken beruhen.
2. Die Angst muß auf die Anwesenheit eines bestimmten «phobischen Objektes» oder eine spezifische Situation begrenzt sein.
3. Die angstauslösende Situation (oder das Objekt) wird – wann immer möglich – vermieden.

(In der ICD 10 ist diese Störung unter F 40.2 verzeichnet.)

Wenn Sie den Verdacht haben, Sie könnten an einer spezifischen Phobie leiden, die Ihre Lebensführung beeinträchtigt, finden Sie ab Seite 146 Checklisten, die sie ausfüllen und auswerten können. Mit Hilfe dieser Fragebögen können Sie in einem ersten Schritt überprüfen, ob Sie sich fachliche Unterstützung suchen sollten.

Die verschiedenen Bausteine des Phänomens

Wie entstehen Angststörungen?

Wenn bei Ihnen eine Angstkrankheit festgestellt wurde, haben Sie sicherlich viele Fragen: Wie konnte sie entstehen? Warum ist es nicht bei einem Panikanfall geblieben? Habe ich etwas falsch gemacht? Leider können diese Fragen nicht kurz und bündig beantwortet werden. Komplex und kompliziert, wie das Verhalten, Fühlen und Denken von Menschen überhaupt ist, so unterschiedlich sind auch die Faktoren, die zu einer Angststörung führen. Es gibt nicht *die* Ursache. Es gibt ja auch nicht *den* Menschen. Viele Millionen Menschen leben auf der Erde, und solange es noch nicht gelungen ist – oder wenigstens solange es nicht erlaubt ist –, Menschen künstlich zu verdoppeln, wird man keine zwei absolut identischen Menschen finden. Selbst eineiige Zwillinge, die einander ähnlichsten Menschen überhaupt, weisen Unterschiede auf, sei es in der äußeren Erscheinung, im Charakter oder in ihren Abneigungen und Vorlieben. Deshalb reagieren Menschen eben auch sehr unterschiedlich. Ein Ereignis, das der eine als hohen Streßfaktor empfindet, ist für den anderen eher eine bereichernde Herausforderung, während ein dritter vielleicht in der Lage ist, dieses Ereignis völlig zu ignorieren. So wäre es sehr verwunderlich, wenn ein jeweils identisches Ereignis oder eine bestimmte Besonderheit in den Lebensläufen verschiedener Menschen jeweils die gleiche psychische Störung auslösen würde. Dies funktioniert noch nicht einmal bei körperlichen Erkrankungen, die durch Bakterien oder Viren ausgelöst werden. Zu diesen von außen kommenden auslösenden Organismen wie Bakterien und Viren müssen offenbar immer noch andere – ungünstige – Faktoren hinzukommen, um nun tatsächlich den betroffenen Menschen an Grippe oder Windpocken erkranken zu lassen. In Familien kommt es immer wieder vor, daß z. B. eines der Kinder im Sommer an Windpocken erkrankt und – obwohl die Geschwister nicht getrennt werden – das andere gar nicht oder vielleicht erst im Herbst des nächsten Jahres Windpocken bekommt.

So ist es auch bei den Angsterkrankungen. Mehrere Bausteine müssen – durch Zufall oder durch eine unglückliche Passung – zusammenkommen und ein Mosaik ergeben, das die Krankheit auslöst. Weitere Steinchen, die sich dann in dieses Bild einfügen, können die ausgelöste Störung aufrechterhalten und verschlimmern.

Durch Experimente und groß angelegte Untersuchungen (wie z. B. repräsentative Befragungen, Analysen von vielen Krankheitsgeschichten) ist es der psychologischen Wissenschaft mittlerweile gut gelungen, viele der auslösenden und aufrechterhaltenden Faktoren für den Bereich Angststörungen nachzuweisen. Im Folgenden werde ich solche «Bausteine», die sich zum Mosaik «Angsterkrankung» zusammensetzen, beschreiben. Dabei werden wieder vor allem Patientinnen und Patienten zu Wort kommen, die von meinen Kolleginnen, Kollegen oder mir therapeutisch begleitet wurden.

Welche Rolle spielt die Kindheit?

Wenn es um die Entstehung von psychischen Erkrankungen geht, ist eine Vermutung, die häufig sowohl von Wissenschaftlern als auch von Laien geäußert wird: Die problematische Kindheit, das Aufwachsen in einem schwierigen Elternhaus ist die Ursache so einer Erkrankung. Was aber heißt «problematische Kindheit»? Welche Probleme führen denn zu welchen psychischen Erkrankungen?

Jede verhaltenstherapeutische Therapie, so auch die Konfrontationstherapie, beginnt mit dem gegenseitigen Kennenlernen von Patient/in und Therapeut/in. In dieser Phase, die in der Regel vier bis sechs Sitzungen von jeweils 50 bis 60 Minuten umfaßt, wird der Therapeut auch die genaue Diagnostik (liegt überhaupt eine psychische Störung vor?) und Differentialdiagnostik (um welche der vielen Angststörungen handelt es sich genau?) vornehmen. Dazu werden häufig Fragebögen und andere Testverfahren eingesetzt, in bestimmter Art vorgegebene Interviews geführt, und es wird ausführlich die Entwicklungs- und Krankheitsgeschichte aufgenommen.

Die Patientin Karin, eine junge verheiratete Mutter mit zwei Kindern im Säuglings- und Kindergartenalter, leidet unter so starken Angstzuständen, daß sie Wege außerhalb ihres Hauses nicht mehr erledigen kann. Zu den Gesprächen mit der Therapeutin begleitet sie ihr Mann, der auch während der gesamten Zeit im Wartebereich in ihrer Nähe bleiben muß.

«Meine frühesten Kindheitserinnerungen reichen in die Zeit, in der ich fünf oder sechs Jahre alt war, jedenfalls ging ich noch nicht zur Schule. Mein Vater lebte da schon nicht mehr bei uns, mein Bruder konnte wohl schon laufen, war aber noch ganz klein und schlief in einem Gitterbettchen, aus dem er nicht allein herauskonnte. Meine Mutter ließ uns abends regelmäßig allein, sie hatte Putzstellen, und manchmal ging sie mit ihrem neuen Freund aus. Einmal kam sie erst am Mittag des nächsten Tages wieder. Ich erinnere mich, daß ich oft wach wurde und jedesmal glaubte, jemand versuche ins Haus zu kommen, um mir und meinem Bruder etwas zu tun. Meist lag ich dann lange Zeit wie gelähmt im Bett, mein Herz klopfte bis zum Hals, und ich versuchte möglichst leise zu atmen, um mich nicht zu verraten. Manchmal schlich ich mich auch in die Küche, nahm das große Brotmesser und setzte mich auf die Treppe vor unserem Kinderzimmer. Ich weiß heute gar nicht mehr, was ich damit eigentlich tun wollte. Nur an dieses Gefühl kann ich mich noch erinnern: einsam, verzweifelt. Papa kommt nicht wieder und Mama wahrscheinlich auch nicht. Wir sind ganz allein, und jemand will uns etwas tun. Als ich in die Schule kam, holte mich meine Oma zu sich. Ich wohnte bei ihr. Da ging es mir gut. Oma ließ mich nie allein, war immer für mich da. Sie starb, als ich in die vierte Klasse kam. Meine Mutter hatte inzwischen wieder geheiratet und nahm mich zu sich. Ich weiß noch, daß ich gleich in der ersten Nacht schweißgebadet und voller Angst aufwachte. Es gab gar keinen Grund. Alle waren zu Hause, ich war nicht allein. Trotzdem fühlte ich mich ängstlich und einsam. Ich habe wohl in der Zeit meine Oma sehr vermißt.»

Kai kam in unsere Ambulanz, als er von immer häufiger auftretenden Panikattacken geplagt wurde und kaum noch seiner Arbeit als kaufmännischer Angestellter einer großen Maschinenbaufirma nachgehen konnte. Nur mit Hilfe seiner Frau schaffte er den Weg zur Arbeit.

«Ich kann mich an nichts Besonderes erinnern. Meine Kindheit war schön. Meine Eltern haben mit mir und meinem zwei Jahre älteren Bruder viel unternommen. Wir haben Ausflüge gemacht, sind gemeinsam schwimmen gegangen und hatten häufig Besuch. Auch wir Kinder konnten jederzeit unsere Freunde mitbringen. Häufig blieben die auch über Nacht da. Natürlich waren meinen Eltern Schule, Zensuren und so etwas wichtig, ich kann mich aber nicht erinnern, daß sie uns Druck machten oder besonders schimpften, wenn mal eine Arbeit danebenging. Mein Bruder ist einmal sitzengeblieben. Auch das war kein großes Drama zu Hause. Ich war immer ein mittelmäßiger Schüler und bin wohl nie aufgefallen. Viele Freunde hatte ich nicht, aber meine Freundschaften hielten und halten lange. Ich habe zwei gute Freunde, die ich schon von meiner Grundschulzeit her kenne. Heute sind deren Familien und meine befreundet. Auch unsere Frauen verstehen sich gut. An was ich mich noch besonders erinnere, ist, daß meine Eltern immer sehr besorgt waren, wenn ich krank war. Wahrscheinlich lag das daran, daß ich nach meiner Geburt eine schwere Infektion bekam und wohl beinahe gestorben wäre. Meine Mutter hat mir das oft erzählt. Sie wußte zu dem Zeitpunkt schon, daß sie kein Kind mehr kriegen konnte. Ich war aber nicht oft krank, zumindest weiß ich es nicht mehr. Ach ja, bei der Einschulungsuntersuchung wurde festgestellt, daß ich irgendwelche Geräusche am Herzen hätte. Ich habe gerade vor kurzem meine Mutter noch einmal danach gefragt. Sie sagte, daß sie mich damals mehreren Spezialisten vorgestellt hätte, die aber nichts Gefährliches hätten finden können. Später seien die Geräusche auch nicht mehr nachweisbar gewesen. Sie hat aber jedesmal, wenn ich krank wurde, die Grippe hatte oder so, Angst gehabt, daß die schwere Infektion nach meiner Geburt einen bis dahin unentdeckten Schaden verursacht hätte, der nun zum Ausbruch kam. Ich habe das dann auch noch einmal mit meinem Internisten besprochen. Aber bei all den Untersuchungen, die der gemacht hat, und auch bei denen im Krankenhaus ist nichts rausgekommen.»

Was sagt nun die Wissenschaft zu solchen Schilderungen? Lassen sich ganz spezifische Faktoren erkennen, die die Basis für eine spätere Angsterkrankung sein werden?

Bei Patientinnen und Patienten mit Angsterkrankungen finden wir häufig (wie bei Karin) frühe Verlusterlebnisse in der Kindheit oder (wie bei Kai) eine gewisse Überbesorgtheit der Eltern hinsichtlich möglicher Erkrankungen. Manchmal berichten uns Patienten, daß ihre Eltern selbst psychische Störungen und Erkrankungen hatten, etwa Depressionen oder auch bereits Angsterkrankungen, sowie nicht selten Probleme im Umgang mit Alkohol. Bei anderen wiederum spielen solche Bedingungen keine Rolle, sie können sich an überhaupt keine Belastungen dieser Art in der Kindheit erinnern. Und dann gibt es Menschen, die solche Belastungen erinnern, als Erwachsene aber nicht unter Angststörungen leiden, sondern z. B. eine Eßstörung aufweisen. Aber es gibt auch Männer und Frauen mit geradezu katastrophalen Kindheitserfahrungen, die trotzdem ungestört und gut angepaßt leben. Natürlich ist es ein besserer

Start ins Leben, wenn ich ein Elternhaus genießen kann, in dem ich geliebt und umsorgt werde, das mir Sicherheit gibt und statt kritischer Abwertung Unterstützung und Anregung. Ein Elternhaus, das mir bei aller Liebe und Sorge auch die Freiheit gibt, mich zu lösen und selbständig zu werden. Trotzdem wissen wir, daß das Fehlen solcher optimalen Bedingungen nicht zwangsläufig bedeutet, daß ich psychisch krank werde. Noch weniger läßt sich die Art einer psychischen Erkrankung davon ableiten.

Warum gerade bei psychischen Störungen die Fragen nach dem Grund und insbesondere nach der Kindheit häufig bohrender gestellt wird, als wenn jemand körperlich erkrankt ist, hat wohl auch gesellschaftliche Gründe. Dahinter steht die in unserer Gesellschaft leider verbreitete – wenn auch durch nichts bewiesene – Überzeugung, körperliche Krankheiten «überfielen» den Menschen, aber an psychischen sei man selber schuld. Allenfalls wird diese Schuldzuweisung noch an enge (frühere) Bezugspersonen weitergereicht. Die wahlweise zu strenge und kalte oder zu behütende und ängstliche Mutter ist da ein beliebtes Objekt.

Wissenschaftlich belegte Tatsache aber ist, daß bestimmte Erlebnisse in der frühen Kindheit (z. B. Verlusterlebnisse; Eltern, die «Modelle» für ängstliches Verhalten waren) offenbar empfindlich und empfänglicher machen für eine psychische Störung; das weisen repräsentative Erhebungen der Lebensgeschichten von Menschen mit und ohne Störungen nach. Diese Erlebnisse allein bewirken aber noch keine Störung. Insbesondere kann auch nicht vorhergesagt werden, *welche* psychische Störung dadurch die Folge sein könnte.

Wie steht's mit der Vererbung?

Außer frühen Kindheitserfahrungen scheint es auch noch eine genetische, also vererbte körperliche Komponente zu geben, die das Risiko einer Angststörung erhöht.

Aus Experimenten mit freiwilligen Versuchspersonen hat man erfahren, daß viele (wieder aber nicht alle!) Angstpatienten innere körperliche Prozesse besser wahrnehmen können als Menschen, die nicht unter Angstkrankheiten leiden. Mit inneren Prozessen meine ich z. B. die Fähigkeit, den eigenen Herzschlag wahrnehmen zu können, ohne sich dabei den Puls zu fühlen. Bei diesen Experimenten wurden Menschen ohne Angststörungen und solche, die an diesen Erkrankungen litten, an Meßgeräte angeschlossen, die objektiv die Pulsrate maßen. Dann sollten die Versuchspersonen sagen, wie schnell ihrer Meinung nach ihr Herz schlägt. Anschließend wurden ihnen Medikamente gegeben (z. B. durch eine Infusion), die die Herzfrequenz veränderten, und nun bat man die Versuchspersonen um eine Einschätzung der Veränderung. Allerdings hatte man einigen nur vorgetäuscht, ein Medikament gegeben zu haben; in Wirklichkeit wurde nur eine Lösung verabreicht, die den Herzschlag gar nicht veränderte. (Solche Medikamente ohne Wirkinhalte nennt man Placebos.) Die Versuche ergaben, daß unter allen Bedingungen die Personen mit Angststörungen näher an den wirklichen Werten lagen als die «gesunden» Versuchsteilnehmer und -teilnehmerinnen, daß die Angstpatienten also besser ihre tatsächliche Herzschlagrate (Herzschläge pro Minute) einschätzen konnten und sich durch das «Medikament» weniger täuschen ließen. Dieses Ergebnis war jedoch nur ein Mittelwert, denn in jeder

Gruppe gab es auch Personen, die entweder zu «gut» oder zu «schlecht» für diese Gruppe waren. Offenbar ist also die Fähigkeit, seine inneren Körperfunktionen, wie z. B. den Herzschlag, wahrzunehmen, ein Mosaikstein, der den Ausbruch einer solchen Krankheit begünstigen kann; für sich allein genommen reicht er zur Erklärung aber nicht aus.

Die möglichen Voraussetzungen einer Angsterkrankung

- Verlusterlebnisse in der Kindheit
- psychische Probleme der Eltern
- Eltern, die besonders in bezug auf Krankheiten überängstlich waren/sind
- eine angeborene Fähigkeit, Körperprozesse wahrzunehmen, die autonom, d. h. ohne willentliche Beeinflussungsmöglichkeit ablaufen (z. B. den eigenen Herzschlag wahrnehmen zu können, ohne den Puls zu fühlen)

Wie werden Angststörungen ausgelöst?

Kommen wir noch einmal zu dem Beispiel von Kai. Nehmen wir an, bei ihm wurde in der Kindheit eine Ausgangssituation geschaffen, die es wahrscheinlich macht, daß er eine Angsterkrankung bekommt. Die Überbesorgtheit seiner Mutter hat seine eigene Aufmerksamkeit für Prozesse in seinem Körper geschärft. Daneben könnte es sein, daß er zu den Menschen gehört, die tatsächlich sehr viel mehr von der Arbeit ihres Körpers mitbekommen, als dies andere Menschen vermögen. Die Ängste seiner Mutter hat Kai sicher nicht vollständig übernommen, aber vielleicht doch eine gewisse Vorsicht, ein kleines «Achtung», wenn sich etwas nicht sofort erklären läßt. («Warum schwitze ich jetzt? Es ist doch gar nicht so warm. Werde ich krank?») Mit diesen Faktoren hat sich sein Risiko zu erkranken erhöht.

Im therapeutischen Interview wurde dann die Zeit vor Auftreten der ersten Panikanfälle genau betrachtet, und Kai erzählte sehr ausführlich und plastisch von seinem ersten Panikanfall. Was war passiert?

Kai hatte sein Studium beendet. Sport und Mathe hatte er studiert und das Studentenleben aus vollem Herzen genossen, sich hochschulpolitisch engagiert, viele gute Freunde kennengelernt, Liebeleien gehabt und seine große Liebe kennengelernt, Karin, die er noch vor Ende des Studiums heiratete. Ein Kind war unterwegs. Die Referendarszeit machte ihm viel Spaß. Genau das hatte er sich vorgestellt: mit Schülern arbeiten, die Fehler seiner Lehrer vermeiden. Privat klappte auch alles ausgezeichnet, Sarah wurde geboren und war gesund und munter. Ein richtig pflegeleichtes Baby. Karin schloß ebenfalls ihr Studium ab. Auch sie hatte für das Lehramt studiert und begann ihre Referendarszeit. Es gelang ihnen, mit Hilfe verständnisvoller Schulleiter ihre Arbeitszeit so zu organisieren, daß einer immer für Sarah dasein konnte. Dann wurde es schwieriger. Kai bekam nach seiner blendend abgeschlossenen Referendarszeit keine Planstelle als Lehrer. Er blieb zu Hause und versorgte Sarah und bewarb sich immer wieder neu. Jede noch so kleine Schule wäre ihm willkommen gewesen. Karin wurde wieder schwanger. Kai begann sich auch für andere Stellen zu interessieren und bewarb sich immer wieder – vergeblich. Erst nachdem er eine Umschulung zum Bürokaufmann absolviert hatte, bekam er eine Anstellung. Sie war gut dotiert und innerhalb eines Jahres erarbeitete Kai sich eine von den anderen Kollegen geachtete Position. Nun gab es privat Sorgen. Kais Mutter erlitt einen Schlaganfall und kam ins Krankenhaus. Kai fuhr jedes Wochenende zum Vater, um diesem beizustehen und seine Mutter, die sich glücklicherweise schnell erholte, zu besuchen. Karin fuhr deshalb in diesem Jahr allein mit den beiden Kindern nach Dänemark in die Ferien, Kai blieb zu Hause.

Es war ein heißer, schwüler Tag als er nach seinem Besuch bei der Mutter nach Hause kam. Er war sehr erleichtert. Mutter ging es wieder gut, sie sollte am Montag aus dem Krankenhaus entlassen werden. Kai zog sich das durchgeschwitzte T-Shirt aus, holte ein Bier aus dem Kühlschrank und beschloß, den Abend vor dem Fernseher zu genießen. Plötzlich bemerkt er einen Druck auf seiner Brust, das Atmen fällt ihm schwer. Wie eine schwere Welle steigt Hitze und Übelkeit in ihm auf. «O Gott, was ist mit mir? Bekomme ich einen Herzinfarkt?» Mit schwitzigen, zitternden Händen versucht er seinen Puls zu fühlen. Richtig gelingt es ihm nicht, sein Herz rast, hämmert. «Ruhig, ruhig», sagt er sich immer wieder und versucht tief durchzuatmen – immer wieder ganz tief Luft zu holen, um sich zu beruhigen. Erst scheint dies zu helfen. Aber dann: Die Hitzewellen und der Druck in der Brust verstärken sich. Strahlt der Schmerz nicht schon in den Arm aus? Seine Finger beginnen taub zu werden und zu kribbeln. «Was zum Teufel muß man denn bei einem Herzinfarkt machen?» Mit zitternden Knien geht er aus der Wohnung, eine Etage tiefer, und klingelt bei den anderen jungen Leuten, die hier im Haus wohnen. Die Familien kennen sich durch die Kinder und pflegen einen losen, aber herzlichen Kontakt. Das Paar sieht ihm gleich an, daß etwas nicht in Ordnung ist, und bittet ihn herein. Er erzählt von seinen Symptomen und bemerkt, daß es langsam besser wird. Gemeinsam überlegen sie, was es denn bedeuten könne. Hatte er etwas Schlechtes gegessen? Ihm fällt ein, daß er seit dem Frühstück nur ein Stück Kuchen im Krankenhaus und einen Apfel im Auto gegessen hat. Nun ist es fast 18.00 Uhr. Wahrscheinlich sollte er einfach etwas essen. Kai fühlt sich auch schon richtig gut. Das Herzrasen und das starke Schwitzen haben aufgehört. Vorsichtshalber gibt ihm das Paar noch die Telefonnummer des Arztes mit, der an diesem Wochenende in dem kleinen Ort Bereitschaftsdienst hat. Beruhigt und mit dem Vorsatz, sich nun eine Kleinigkeit zu kochen, geht Kai wieder in seine Wohnung.

Bereits als er allein in der Küche steht und überlegt, was er sich wohl kochen kann, beginnt sein Herz wieder zu rasen. Das kann doch nicht normal sein! Noch nie hat er so etwas erlebt. Todesangst kriecht in ihm hoch. Hat nicht auch gerade dieser Fußballer auf dem Sportplatz einen Herzinfarkt erlitten? Niemand hatte dies für möglich gehalten, gesund und durchtrainiert, wie er war. Die Sonntagszeitung hatte es heute auf der ersten Seite berichtet. Die Angst verschlimmert sich, es wird fast zur Gewißheit: «Ich sterbe, mein Herz setzt aus. Dies ist ein Infarkt!» Kai schleppt sich zum Telefon und ruft den Arzt an. Dessen Frau ist am Telefon. Ihre ruhige Stimme wirkt auch beruhigend auf Kai. Sie wird ihren Mann per Autotelefon benachrichtigen, er hat gerade durchgegeben, daß er von einem Krankenbesuch zurückkommt. Er ist ganz in der Nähe. Knapp fünfzehn Minuten später ist der Arzt da. Er untersucht Kai gründlich, horcht ihn ab, mißt Blutdruck und Puls. Er diagnostiziert einen Schwächeanfall und gibt Kai eine Spritze. Kai fühlt sich besser, alle Symptome sind weg, seit der Arzt ihn untersucht hat. Dieser hinterläßt ihm noch drei Tabletten, die er im Abstand von einigen Stunden nehmen soll, und bestellt ihn für den nächsten Tag in die Praxis. Kai fühlt sich etwas beschämt, aber sehr erleichtert, als der Arzt geht. Es geht ihm wieder gut. Er macht sich eine Dosensuppe und geht dann früh ins Bett.

Am nächsten Tag erfolgt eine gründliche Untersuchung beim Arzt. Diese ergibt keine besorgniserregenden Werte. Kai scheint kerngesund zu sein.

Wenn der Streß nicht nachläßt ...

In Kais Geschichte können wir die weiteren Bausteine erkennen, die sich langsam und unheilvoll zum Mosaik «Angstkrankheit» zusammenfügen. Neben den «Basisbausteinen», wie Kindheit und Vererbung, lassen sich fast immer direkt vor Ausbruch einer ersten Panikattacke Bedingungen finden, die wir mit dem Begriff «Verlusterlebnisse» umschreiben können. Manchmal ist dies der tatsächliche Verlust eines wichtigen Menschen, z. B. der Tod eines Familienangehörigen oder eines nahen Freundes oder die Scheidung oder Trennung vom Partner oder der Partnerin. Auch der mögliche Verlust – z. B. wenn eine nahestehende Person sehr ernsthaft erkrankt – scheint eine Rolle zu spielen. Der Verlust von Lebensperspektiven (z. B. Konkurs meiner Firma) oder der Verlust des gewohnten sozialen Umfeldes (Umzug in einen weit entfernten, fremden Ort) kann ähnlich ungünstige Auswirkungen haben.

Bei Kai wurde eine totale Umstellung seiner beruflichen Perspektiven notwendig, als er keine Anstellung in seinem Wunschberuf bekam, auf den er sich so lange vorbereitet hatte. Bei anderen kann dies die Entscheidung sein, nach der Geburt eines Kindes zu Hause zu bleiben, oder der Umzug in eine neue, weit entfernte Stadt oder sogar auch der Aufstieg im Beruf, der ein verändertes soziales Beziehungsmuster zur Folge hat. In den ersten Jahren nach der Grenzöffnung haben die Angsterkrankungen in den neuen Bundesländern der Bundesrepublik Deutschland dramatisch zugenommen. Eine Erklärung dieses Phänomens könnte sein, daß für sehr viele Menschen diese politische Veränderung auch eine völlige Veränderung der Lebensperspektiven bedeutete. Es wurden Betriebe geschlossen, Ausbildungen in der ehemaligen DDR wurden im geeinten Deutschland nicht mehr anerkannt, so daß z. B. viele Lehrer und Lehrerinnen ihre Anstellungen verloren. Diese Verlusterlebnisse können in Verbindung mit anderen Risikofaktoren dann vermehrt Angstkrankheiten auslösen.

Was aber passiert im Körper und in der Psyche eines Menschen, der solche Erlebnisse erlebt oder erleidet? Wenn diese Ereignisse als Belastung, als Bedrohung, als unkontrollierbar eingeschätzt werden, führt dies für den menschlichen Körper zu «Streß» und Streßreaktionen. Und dieser Streß hat zur Folge, daß der Körper durch Ausschüttung von Hormonen – Adrenalin ist das bekannteste – in einen Alarmzustand versetzt wird. Dieser Alarm bewirkt, daß sich das Anspannungsniveau (der Fachausdruck dafür ist Arousel) erhöht. Vereinfacht ausgedrückt heißt dies, daß alle Organe, die wir nicht mit unserem Willen beeinflussen können, anders, meist aktiver, arbeiten. So verändert sich zum Beispiel auch unser Bewußtsein, wir werden wacher, angespannter, sprungbereiter.

Unser Körper wird bei einem akuten Stressor (z. B. bei einer Kündigung) ganz plötzlich in so einen Zustand versetzt oder auch langsam und schleichend, wenn der Stressor zwar nicht so stark ist, dafür aber lange anhält (z. B. bei anhaltender Unzufriedenheit in der Partnerschaft).

Dabei muß bedacht werden, daß der Mensch sich immer auf einem bestimmten Anspannungsniveau befindet, d. h. in einem mehr oder minder gespannten Zustand der Reaktionsbereitschaft; die Organe und Sinne liegen «auf der Lauer». Natürlich ist dieses Niveau nicht immer gleich.

Wenn wir schlafen oder entspannt vor uns hin dösen, ist es ganz niedrig, wenn wir auf einen wichtigen Anruf warten, ist es höher. Völlig entspannt sind wir aber erst nach dem Tod. Das Anspannungsniveau wechselt also normalerweise ständig, so daß wir uns nach Phasen einer höheren Spannung (Warten auf den Anruf des Chefs) auch wieder entspannen können (beim gemütlichen Plausch mit den netten Arbeitskollegen in der Mittagspause). Das, was Menschen als Streß empfinden und was dann in der Folge zu einer Erhöhung des Anspannungsniveaus führt, ist von Mensch zu Mensch sehr unterschiedlich. In vielen Laborexperimenten, in denen man versucht hat, künstlich Streß zu erzeugen, um die sich dadurch verändernden Reaktionen und Leistungen von Menschen zu beobachten, hat man erkennen müssen, daß es eben nicht «den Streß» für alle gibt. So stellte z. B. das Lösen von schwierigen Rechenaufgaben, bei denen die Versuchspersonen auch noch gestört wurden und man ihnen Rückmeldungen über ihre Fehler gab, für die meisten Männer einen starken Stressor dar – sie reagierten mit erhöhtem Blutdruck und Pulsschlag und zeigten schlechtere Anpassungsleistungen an darauf folgende Aufgaben. Frauen dagegen reagierten viel gelassener auf diese schwierige Aufgabe oder auf ihr eigenes Versagen; sie zeigten meist mehr Streßzeichen in sozialen Situationen, z. B. bei einem Streitgespräch mit ihrem Partner. Gemeinsam scheint solchen Stressoren aber zu sein, daß sie um so ungünstiger wirken, je hilfloser sich eine Person diesen ausgeliefert fühlt, je weniger Kontrolle sie über diese Stressoren hat.

Das bringt das Faß zum Überlaufen

Wenn Sie also Streß «erleiden», haben Sie selbst kaum Möglichkeiten, ihn zu vermeiden, zu verändern oder ein positives Gegengewicht zur Entspannung einzusetzen. Diese Belastungen sind dann Streß und erhöhen das Anspannungsniveau Ihres Körpers. Wenn aber das Anspannungsniveau zu groß wird, bedeutet dies nicht nur eine Mehrarbeit für viele Organe (Hormondrüsen, Herz-Kreislauf-System u. a.) und eine Abnahme der geistigen und körperlichen Leistungsfähigkeit. Bei einem hohen Anspannungsniveau des nicht bewußt zu regulierenden Teil unseres Körpers besteht die große Gefahr, daß der Körper und seine Organsysteme «dekompensieren», d. h. kurzfristig «entgleisen». Damit sind Phänomene gemeint, die sich häufig anfühlen wie der Beginn einer schweren körperlichen Krise, wie zum Beispiel ein Herzinfarkt oder Schlaganfall.

Ein Polizist bringt einer Mutter die Nachricht, daß ihr Sohn tödlich verunglückt ist. Dies ist ein extremer kurzfristig einsetzender Stressor. Zuerst ist vielleicht ein Gefühl der Betäubung da. Die Frau kann überhaupt nicht mehr angemessen reagieren, sie läuft vielleicht sinnlos im Zimmer umher, beginnt Staub zu putzen oder die benutzten Tassen wegzuräumen. Dann kann es sein, daß sie zusammenbricht. Ihr Herz schmerzt, der Brustkorb scheint sich zusammenzuziehen, ihr wird schwarz vor Augen, sie kann auf Fragen nicht mehr antworten.

Wenn das Anspannungsniveau zu groß wird, dekompensiert der Körper, d. h., ab einer bestimmten Höhe dieser Anspannung erfolgt ein anfallsartiges «Ausrasten» unserer

Körper- und Gedankenfunktionen. Herzrasen, Blutdrucksteigerungen, Behinderungen der Atmung, Hitze- und Kältewellen, das Gefühl, der Gedanke, «das bin gar nicht ich, die das erlebt, ich stehe neben mir und beobachte dies von außen», sind die Folgen. Dies Anspannungsniveau kann, wie beim Beispiel der Mutter, die vom Tod ihres Sohnes hört, ganz plötzlich überschritten werden. Es kann aber auch passieren, daß sich so eine Steigerung langsam und kaum merklich vollzieht. Dies war der Fall bei Kai, der über lange Zeit mehreren Stressoren hilflos ausgeliefert war – keine Anstellung in seinem Traumberuf, Ablehnungen seiner Bewerbungen. Dann genügt häufig ein kleinerer Stressor, um das ständig angespannte «Gummi» endgültig zu überdehnen. Es reißt! Dieser letzte Auslöser kann ein so kleiner Stressor sein, daß die betreffene Person ihn zu anderen Zeiten ohne «Dekompensation» bewältigt hätte.

Wenden wir uns wieder den Gründen für die Entstehung einer Angstkrankheit zu. Als Basis haben wir frühe Risikofaktoren wie ererbte Besonderheiten und eine evtl. ungünstige Lebens- und Lerngeschichte; kurz vor Ausbruch des ersten Angstanfalls kommen dann noch beeinträchtigende Stressoren wie Verlusterlebnisse hinzu, die das Anspannungsniveau erhöhen. Außer solchen Verlusterlebnissen kann als Ursache für eine Erhöhung des Anspannungsniveaus auch häufig lang anhaltender, «mürbender» Streß beobachtet werden. Dazu gehören u. a. ständige Unzufriedenheit in der Partnerschaft oder Familie, eigene Erkrankungen, häufig verbunden mit ungewohnter Medikamenteneinnahme, Mißbrauch von legalen (Alkohol) oder illegalen Rauschmitteln (Drogen).

Die letzten Steine für das Mosaik «Angststörung» sind

häufig Reize aus der Umwelt, wie ungünstige klimatische Bedingungen (Hitze, Schwüle, schlechte Luft in einem Raum) und situationsbedingte Reize (ich erschrecke mich; trinke Kaffee und nehme anregendes Koffein zu mir; ich schaue von einer Höhe herunter; ich stehe in einer Menschenmenge, es ist eng, und ich sehe im Moment den Ausgang nicht; ich erlebe eine große Freude oder Überraschung). All diese Faktoren haben körperliche Veränderungen zur Folge (Blutdrucksteigerung, kurzer Schwindel, Pulssteigerung), die an sich völlig harmlos sind. Nur jetzt trifft diese Veränderung auf eine bereits erhöhte Anspannung, d. h., ich befinde mich bereits im Grenzbereich, es kann zur (kurzfristigen) Dekompensation kommen.

Bei Kai spielte die Hitze wahrscheinlich diese Rolle, hinzu kam, daß er lange nichts gegessen hatte; der Geruch und die Luft im Krankenhaus, wo er seine Mutter besuchte, können eine weitere Rolle gespielt haben. Verschärft wurde diese ungünstige Situation nun noch durch Kais (vererbte? anerzogene?) besonders sensible Beobachtung seiner Körperfunktionen.

Der Start in die Angsterkrankung

Auf einer ungünstigen Basis (Verlustereignisse in der Kindheit, problematisches Elternhaus, psychische Probleme in der Herkunftsfamilie, erhöhte Sensibilität in bezug auf nicht steuerbare Prozesse im Körper, wie z. B. Herzschlag) kommt es zur ersten Angstattacke nach:

- akuten Verlusterlebnissen,
- lang anhaltenden Streßzeiten,
- physiologischen Stressoren (Krankheiten, Operationen, Medikamente, Drogen).

Letzter Auslöser ist dann häufig:

- ein Reiz aus der Umwelt (Klima, Enge, Höhen, Hitze) oder
- ein innerpsychischer Reiz (Schreck, starke Freude)

Wie setzt sich die Krankheit fest?

Anhand von Karins und Kais Geschichte haben wir verfolgt, wie sich durch das Zusammentreffen mehrerer ungünstiger Faktoren anfallsartige Symptome wie Herzrasen, Schmerzen, Schwindel oder Unwirklichkeitsgefühle einstellen können. Die Bezeichnung dafür ist Panikanfall oder Angstattacke, weil das Erleben dieser massiven körperlichen Symptome extrem furchteinflößend ist. Die meisten Menschen erleben Todesangst, besonders, weil sie sich zum Zeitpunkt des Auftretens eine solche Attacke überhaupt nicht erklären können; sie kommt «aus heiterem Himmel». Und obwohl dieses Erlebnis sehr belastend und scheußlich für die Betroffenen ist, kann man bis jetzt noch nicht von einer Krankheit reden. Tatsächlich gibt es Menschen, die nur einmal solch eine Angstattacke erleben und dann nie wieder. Bei den meisten allerdings beginnt nun eine böse Abwärtsspirale. Selbst wenn sich der Anfall nicht sofort wiederholt, leben die Menschen unter starker Anspannung, mit der Angst vor Wiederholung dieses Ereignisses. Sie beginnen ihr Verhalten zu ändern. Sehen wir uns dazu Kais Geschichte an:

Nachdem Kai sich einer gründlichen internistischen Untersuchung unterzogen hat und der Arzt ihm zu seinem guten gesundheitlichen Zustand gratuliert, beschließt er, nicht mehr an diesen Anfall zu denken und ganz normal weiterzuleben. Seine Frau Karin ist sehr verständnisvoll und besorgt. Nachdem die Untersuchungen keinen Anhalt für eine organische Erkrankung ergeben haben, sind sich beide einig, daß die Angst um die Mutter zusammen mit dem Streß der Arbeitswoche und das ungewohnt unregelmäßige Essen während Karins Abwesenheit der Grund für diesen Anfall waren. Aber in Kai bleibt ein kleiner Stachel zurück. «Alles nur psychisch? Kann das sein? So starke Angst hatte ich doch gar nicht um Mutter!» Immer häufiger bemerkt er nun, daß sein Herz manchmal stolpert, und von Zeit zu Zeit verspürt er auch einen leichten Druck in der Brust. Dann kommt die Angst in ihm hoch, die Angst vor dem nächsten Anfall. Energisch ruft er sich dann zur Ordnung und versucht sich abzulenken. Besonders schlimm ist es für ihn, wenn er allein ist, wenn Karin und die Kinder nicht im Haus sind. Er beginnt darauf zu achten, daß dies möglichst selten vorkommt. Lieber bleibt er noch etwas im Büro, wenn er weiß, daß Karin mit den Kindern noch unterwegs ist.

Und dann passiert es wieder. Auf dem Weg zur Arbeit überrollt ihn plötzlich die nächste Attacke. Er fährt mit dem Auto, in dem er sich in der letzten Zeit sowieso recht unwohl fühlt, allein und eingesperrt. Häufig hat er schon daran gedacht, was passieren könne, wenn er hinter dem Steuer einen Anfall erleidet. Bis jetzt hat er dann die Zähne zusammengebissen und versucht, so schnell wie möglich die Fahrt hinter sich zu bringen. Heute ist es ähnlich, besonders als er an der Ampel warten muß, weil ein Krankenwagen mit Blaulicht vorbeirast. Auf dem letzten Stück seines Arbeitsweges, als er sich gerade entspannt, weil ihm bewußt ist, daß er nun gleich den «rettenden» Parkplatz erreicht, beginnt plötzlich wieder das schreckliche Herzrasen. Seine

Hände umkrampfen das Steuer. «O Gott, nur den Parkplatz erreichen.» Ihm bricht der Schweiß aus. Mitten auf dem Parkplatz bleibt er endgültig stehen. Der Druck in seiner Brust fühlt sich unerträglich an. «Diesmal ist es soweit. Ich sterbe!» Der Pförtner hat ihn bemerkt und kommt zum Auto. «Was ist los? Will Ihr Auto nicht mehr?» Mit heiserer Stimme sagt Kai: «Mir ist nicht gut, ich habe Schmerzen.» Der Pförtner hilft ihm aus dem Auto, bringt ihn in die Pförtnerloge und ruft einen Krankenwagen. Als die Sanitäter eintreffen, fühlt sich Kai bereits besser. Trotzdem nehmen sie ihn mit ins Krankenhaus. Nachdem die Ärzte akut keine Unregelmäßigkeiten finden können, schlagen sie eine stationäre Aufnahme zur Untersuchung vor. Kai willigt ein. Nach einer Woche wird er entlassen. Die Ärzte haben keine organischen Ursachen finden können und empfehlen ihm, eine Zeitlang Beruhigungsmittel zu nehmen. Obwohl Karin sehr gegen diese Psychopharmaka ist, nimmt Kai sie einige Zeit regelmäßig ein. Aber die Angst vor dem nächsten Anfall bleibt. Besonders sobald er sich in ein Auto setzt, fühlt er sich schlecht und schwach. Karin bietet ihm an, den Haushalt und ihre Lehrtätigkeit so zu organisieren, daß sie ihn zur Arbeit fahren und wieder abholen kann. Kai läßt sich darauf ein, denn dann geht es ihm wirklich besser. Obwohl immer ein mulmiges Gefühl bleibt. Längere Autostrecken kann er auch mit Karins Hilfe gar nicht mehr bewältigen. Schon der Gedanke daran läßt sein Herz stolpern, und er fühlt sich elend und schwach. Der nächste Anfall – längst nicht so heftig wie bei den letzten Malen, als er noch keine Medikamente nahm – überfällt ihn, als er an der Kasse im Supermarkt steht. Er läßt seinen Einkaufswagen stehen und verläßt fluchtartig das Geschäft. Draußen geht es ihm langsam besser. Karin, die in der Zeit eine andere Besorgung gemacht hat, fährt ihn nach Hause. Zum Arzt will Kai nicht. «Die finden ja doch nichts.»

Kai vergräbt sich immer mehr in seine Arbeit. Im Büro geht es ihm ganz gut. Auch zu Hause, wenn Karin und die Kinder da sind, lassen sich seine Ängste und Schwächegefühle aushalten. Nur die vielen Wochenendausflüge fallen aus und die Besuche bei den Freunden und den Eltern und Schwiegereltern. Dies würde jedesmal eine Autobahnfahrt bedeuten. Kai isoliert sich zunehmend. Bald fällt es ihm auch gar nicht mehr schwer, auf die früheren Unternehmungen zu verzichten, denn er wird immer lustloser. Am liebsten würde er bereits morgens im Bett bleiben, gar nicht mehr aufstehen. Auch die Arbeit im Büro interessiert ihn nicht mehr besonders, er erledigt sie zunehmend gleichgültiger. Daneben plagen ihn Schuldgefühle. Haben Karin und die Kinder dies verdient? Sollte er nicht mehr mit der Familie unternehmen? Ist er überhaupt in der Lage, noch lange genug für sie zu sorgen? Immer wenn er sich einen Ruck gibt und versucht, doch einmal einen Spaziergang ums Haus zu machen oder Karin zu den Einkäufen zu begleiten, kommen die Anfälle wieder. Sie lassen sich nur noch vollständig vermeiden, wenn er im Haus bleibt. Der früher so lebenslustige, kämpferische Mann wird immer stiller und niedergedrückter.

Die perfekte Lernmaschine Mensch

Was ist mit Kai nach seinem ersten Anfall an jenem verhängnisvollen Sonntagabend passiert? Der Teufelskreis der Angst hat ihn in eine, wie es scheint, ausweglose Abwärtsspirale gezogen. Was sind hier die Ursachen, was hält den Teufelskreis in Gang?

Wir sind von der Natur so ausgestattet worden, daß durch Lernprozesse sehr schnelle Anpassungen an sich verändernde Umgebungen, Situationen und andauernde Ereignisse möglich sind. Anders als andere Lebewesen können wir bis zum Zeitpunkt unseres Todes neue Dinge, neue Verhaltensweisen lernen. Dieses Lernen vollzieht sich nicht nur aktiv, gewollt und bewußt, sondern häufig erfolgt es auch über unseren Körper, ohne daß wir unseren Willen einschalten: gelernte Reflexe entstehen. Reflexe sind Reaktionen unseres Körpers auf bestimmte Reize, ohne daß wir diese Reaktionen bewußt steuern oder unterbinden könnten. Neben gelernten Reflexen gibt es uralte, genetisch verankerte Reaktionen unseres Körpers, die wir nie verlieren. So ein alter Reflex ist die Flucht-/Kampf-Reaktion unseres Körpers, wenn uns ein Hinweisreiz Gefahr signalisiert. Diesen uralten Mechanismus haben wir weiter oben beschrieben. Diese Reaktion ist ererbt, aber die Hinweisreize, die diese Reaktion auszulösen haben, lernen wir im Verlauf unseres Lebens. Besonders schnell geschieht dies, wenn beim ersten Auftreten des Reizes für den Menschen Todesgefahr (tatsächliche oder auch nur angenommene) bestand. Psychologen haben dies mit Laborexperimenten nachweisen können.

Man hat z. B. Freiwillige in eine Art Zahnarztstuhl gesetzt. Vorher teilte man ihnen mit, daß sie an einem unangenehmen Experiment teilnehmen sollten, daß ihnen aber nie wirkliche Gefahr drohen würde. Dann wurden sie gefragt, ob sie Angst vor dem Experiment hätten. Manche hatten Angst, andere nicht. Während des gesamten Experiments maß man den Blutdruck, die Herzrate und stellte die Aktivität der Hautschweißdrüsen fest, ein sehr sicheres Maß für Aufregung und Angst. Dann bekamen die Versuchspersonen eine Atemmaske angelegt, und nach einiger Zeit manipulierte man das Gasgemisch so, daß die Menschen das Gefühl bekamen zu ersticken. In Wirklichkeit bestand diese Gefahr natürlich nie. Hinterher wurden die Versuchspersonen wieder gefragt, ob sie Angst gehabt hatten. Wieder sagten einige ja, andere nein. Einige meinten, sie hätten den Versicherungen der Versuchsleiter geglaubt, daß keine Gefahr bestehen würde. Aber bei allen Versuchspersonen, auch bei denen, die subjektiv keine Angst empfunden hatten, hatte der Körper mit der bekannten Flucht-/Kampf-Reaktion reagiert, was durch die Messungen des Blutdrucks, der Herzfrequenz und der Schweißabsonderungen festgestellt werden konnte. Die Personen wurden dann einige Zeit später noch einmal zu einer Befragung in das Labor gebeten. Diesmal wurden keine Experimente gemacht, was den Teilnehmerinnen und Teilnehmern auch deutlich mitgeteilt wurde. Während des Interviews mußten sie nur wieder in dem Zahnarztstuhl sitzen, und die oben beschriebenen Körperfunktionen wurden wieder gemessen. Alle Personen reagierten wieder mit erhöhten Streßwerten, auch die, die jedesmal berichteten, keine Angst zu haben. Die Werte der Ängstlichen waren insgesamt allerdings noch höher.

Was war passiert? Der Körper der Versuchspersonen hatte bei diesem Experiment etwas Neues gelernt, nämlich einen neuen Reiz, der «Gefahr» signalisiert. In dem Stuhl war ein möglicher Erstickungstod erlebt worden, und der Körper hatte mit der ererbten Reaktion «Vorbereitung auf Flucht oder Angriff» reagiert und dabei gelernt: «Der Stuhl ist gefährlich.» Das nächste Mal reagierte der Körper schon vor dem Erstickungsgefühl mit dieser Reaktion. Ein einziges Erlebnis hatte der perfekten Lernmaschine Mensch dazu genügt.

Man hat den Teilnehmerinnen und Teilnehmern dieses Experiments natürlich geholfen, den erlernten Reiz wieder loszuwerden. Da wir bis ins hohe Alter lernen können, können wir auch «verlernen» und mit neuen Reaktionen alte wieder überdecken. Man setzte die Versuchspersonen so lange immer wieder in den Zahnarztstuhl – natürlich ohne einen Erstickungsanfall zu provozieren –, bis ihr Körper die Flucht-/Angriffs-Reaktion nicht mehr zeigte. Das heißt, sie wurden mit dem die Angstreaktion auslösenden Reiz *konfrontiert*. Diese Konfrontation löst natürlich als erstes den Reflex aus. Wenn man aber den Reiz lange Zeit aufrechterhält – oder häufig wiederholt –, und die befürchtete Konsequenz, hier das Ersticken, findet nicht statt, setzt eine Gewöhnung ein. Der Reiz wird sozusagen langweilig, da er ständig gleichbleibt und die befürchtete Gefahr nicht eintritt. Diese Gewöhnung führt dazu, daß der Reflex nicht mehr stattfindet, daß er gebremst wird: der gelernte Reflex wird wieder verlernt.

Der Teufelskreis der Angst

Dieses Experiment gibt Hinweise auf die nächsten Bausteine, die bei einer Angsterkrankung eine Rolle spielen. Diesmal geht es um die Frage, was diese Störung aufrechterhält, warum sie nicht von selbst wieder verschwindet, wie die Kopfschmerzen, die ich habe, wenn ich am Abend zuvor zuviel geraucht und getrunken habe.

Schauen wir uns Kai an. Es ist wahrscheinlich, daß das körperliche Lernen, das ganz unabhängig von unserem bewußten Willen abläuft, einsetzte, als er seinen ersten Angstanfall in der Wohnung erlitt. Kai nahm einige Körpersymptome wahr. Er nahm sie jedoch nicht als neutraler Beobachter wahr, sondern durch seine lebensgeschichtliche Prägung (die Eltern waren immer um seine Gesundheit besorgt gewesen; seine Mutter hatte gerade einen Schlaganfall; er hatte gelesen, daß ein vermeintlich kerngesunder Sportler plötzlich gestorben war). Deshalb machte ihn diese Wahrnehmung ängstlich. Damit setzte er einen Teufelskreis in Gang. Das Etikett «gefährlich» bewirkt sofort eine automatische Aktivierung der Flucht-/Angriffs-Reaktion. Diese führt zu einer Aktivierung des gesamten Körpers und damit zu einer deutlichen Steigerung gerade der Symptome (Pulsrate, Stärke des Herzschlages, Schwitzen u. ä.), die sowieso schon ängstlich beobachtet werden. Mit diesen Symptomen wird sozusagen der Beweis der Gefährlichkeit geliefert, was wiederum zu einer vermehrten Adrenalinausschüttung führt. Der Teufelskreis ist geschlossen und rotiert immer schneller.

Kai versucht ihn dann zu durchbrechen. Er tut das, was ihm der Körper ja signalisiert, er versucht zu fliehen und

Hilfe zu holen. Damit setzt auch bald seine Beruhigung ein. Aber tückischerweise hat dieses normale Verhalten – ich habe Angst, deshalb fliehe ich und hole Hilfe – einen weiteren Baustein in das unglückselige Mosaik gefügt. Dem Körper wird damit signalisiert, ja, die Situation vorher war gefährlich, sie war kombiniert mit den angstmachenden Körpersymptomen, die die Streßreaktion Kampf/Angriff oder Flucht auslösten. Wie der Zahnarztstuhl im Laborexperiment ist für Kai der vormals neutrale Reiz (allein in der Wohnung zu sein) zum Hinweisreiz geworden, bei dem sein Körper die Alarmreaktion auslöst. Allerdings ist dies eine etwas kompliziertere Kombination als im Experiment. Bei Kai muß dieser Reiz noch mit einem zweiten kombiniert werden, um die Reaktion auszulösen, nämlich mit bestimmten – wie die Psychologen sagen würden – «internen Reizen». Das sind körpereigene Reize, wie z. B. plötzlich wahrgenommenes Herzklopfen. Kais «Zahnarztstuhl» ist also die Wahrnehmung von normalerweise völlig harmlosen körperlichen Symptomen wie Herzklopfen, während er allein in der Wohnung ist.

Unsere Organe arbeiten nie ganz regelmäßig; kleine Unregelmäßigkeiten wie z. B. kleine Stolperer des Herzens sind an der Tagesordnung. Normalerweise nehmen wir dies gar nicht wahr, und der Körper reguliert schnell alles wieder. Für Kai ist so ein an sich harmloser Stolperer aber zum gelernten Reiz geworden, der die Streßreaktion des Körpers auslöst. Und hinzu kommt dann auch noch, daß Kai in der Lage ist, diese Körperfunktionen besonders sensibel wahrzunehmen.

Durch diese rein körperlichen Lernprozesse wird es möglich, daß der Teufelskreis der Angst immer häufiger ausgelöst wird. Hinzu kommt noch eine weitere – normalerweise sehr positive – Eigenschaft menschlichen Lernens. Wir sind in der Lage zu «generalisieren». Generalisieren heißt, daß sehr schnell nicht nur der ganz spezifische Reiz die Reaktion auslöst, sondern auch ähnliche oder nur noch sehr entfernt ähnliche Reize. Ist also der zuerst gelernte Reiz, der die Angst- und Streßreaktion meines Körpers auslöst, vielleicht das Auto, in dem ich meinen ersten Angstanfall erlebe, wird es bald fast jeder enge geschlossene Raum sein, aus dem ich nicht sofort fliehen kann. Dadurch schränkt sich der Bewegungsspielraum immer weiter ein, die Angstkrankheit manifestiert sich. Es verwundert kaum, daß diese Ausbreitung dann häufig noch weitere psychische Störungen nach sich zieht und die betroffenen Menschen, wie Kai, immer niedergedrückter und depressiver werden.

Die Angstkrankheit verfestigt sich

- Vormals neutrale Situationen (Alleinsein, Autofahren, Supermärkte, Fahrstühle, Menschenmengen etc.) oder Körpersymptome (Herzklopfen, Schwitzen etc.) werden zu gelernten Hinweisreizen für die Auslösung der automatischen Streßreaktion des Körpers = «Flucht-/Kampf-Reaktion».
- Nur die Flucht aus diesen Situationen oder Hilfe von anderen (Verlassen der Situation, Rufen des Arztes, Ablenkung, Medikamenteneinnahme) bringt eine Verringerung der angstmachenden, quälenden Körperreaktion.

- Erwartungsangst entsteht und hat zur Folge, daß Situationen vermieden werden, die die Streßreaktion des Körpers auslösten.
- Das Vermeidungsverhalten und/oder das Erleben immer neuer Angstanfälle führten zu zunehmender Isolation und Einschränkung der Betroffenen.
- Auf diesem Hintergrund entstehen häufig weitere psychische Störungen, wie z. B. Depressionen.

Alternativen zum Weg in die Krankheit

Bevor wir uns mit der Therapie einer sich verfestigten Angststörung befassen, wollen wir hier zunächst die Frage nach möglichen Alternativen zum Weg in die Krankheit stellen. Muß die Erkrankung tatsächlich so schlimm werden, daß nur noch der Therapeut oder die Therapeutin helfen kann? Wie können Betroffene sich selbst helfen, damit die Störung gar nicht erst ein bedrohliches Stadium erreicht?

Früh erkannt, Gefahr gebannt?

Kinder, die in ihrem Elternhaus ungünstigen Bedingungen ausgesetzt sind, haben sicher keine Möglichkeiten, dies zu erkennen, geschweige denn, es von sich aus zu verändern. Und natürlich ist es uns als Erwachsenen nicht mehr möglich, unsere Kindheit zu korrigieren. Auch die durch Vererbung und Erziehung entstandene eigene Persönlichkeit ist nur schwer oder überhaupt nicht umzukrempeln. Und warum soll ich auch meine Persönlichkeit ändern? O. k., ich bin vielleicht ängstlicher als andere Menschen, aber hat nicht gerade diese Eigenschaft auch gute Seiten? Hat sie mich doch schon öfter vor zu schnellen, unbedachten Reaktionen und Verhaltensweisen bewahrt, die mich sonst – wie sich dann später herausstellte – in ein Unglück geführt hätten. Wie schwer es ist, fest verwurzelte Eigenschaften oder Charakterzüge zu verändern, weiß jeder, der schon einmal versucht hat, sich eine bestimmte Angewohnheit abzugewöhnen. Stellen Sie sich doch nur einmal vor, Sie würden in Ihrem Bett das Kopfkissen auf die entgegengesetzte Seite legen und ab heute Ihren Kopf dort betten, wo vorher die Füße lagen. Es wird Ihnen bestimmt etliche Male passieren, daß Sie aufwachen und total verwirrt sind, vielleicht sogar aus dem Bett fallen, weil Sie Ihre «Umbettung» vergessen haben. Vielleicht können Sie sich auch noch daran erinnern (oder merken es zur Zeit gerade), wie schwer es war, sich das Rauchen abzugewöhnen oder auf Süßigkeiten zu verzichten.

Lassen wir also den ersten Baustein einer Angsterkrankung – gelernte und ererbte Persönlichkeitszüge – außer acht. An diesen ganz früh entstandenen Risikofaktoren können wir nichts ändern.

Erfolgsversprechender scheint es zu sein, sich die ersten Panikattacken und Angstzustände anzusehen und die Auslösebedingungen, die diesen zeitlich direkt vorausgehen, und dort nach Änderungsmöglichkeiten zu suchen.

Der erste Angstanfall erfolgt häufig nach einer langanhaltenden stressenden Lebensphase und/oder nach plötzlichen Verlusterlebnissen. Wenn Sie der erste Anfall mit starken körperlichen Symptomen überfällt – meist erkennen die Betroffenen zu dem Zeitpunkt noch nicht, daß sich eine Angsterkrankung entwickelt –, ist die häufigste Reaktion das Aufsuchen eines Arztes. Dies ist eine absolut richtige Maßnahme. Sie sollten sich nicht scheuen, auch mehrmalige Untersuchungen bei Fachärzten durchführen zu lassen, denn nur ein Mediziner oder eine Medizinerin kann abklären, ob es eine organische Ursache – oder Mitursache – für die Anfälle gibt. Denn tatsächlich gibt es zwar wenige organische Störungen, die mit ähnlichen Symptomen einhergehen wie eine Panikattacke, aber z. B. sollte ein nicht erkannter Diabetes (Zuckerkrankheit) ausgeschlossen werden. Gehen Sie also offensiv und konfrontativ mit dem Geschehen, das Sie beunruhigt hat, um. Versuchen Sie nicht, das Ereignis zu verdrängen oder es herunterzuspielen, fangen Sie nicht an, sich zu schonen, sondern gehen Sie zum Arzt – notfalls auch noch zu einem Facharzt –, und lassen Sie die Sache medizinisch abklären.

Wenn es keine körperliche Erkrankung gibt, die alle Symptome erklärt, müssen Ihre Lebensbedingungen analysiert werden, um die stressenden Faktoren zu erkennen, die für die Erhöhung Ihres körperlichen Anspannungszustandes verantwortlich sind und Sie somit in die Gefahr eines weiteren «Anfalls» bringen. Suchen Sie dann gezielt nach Möglichkeiten, den Streß zu reduzieren, oder versuchen Sie geeignete Aktivitäten zu finden, die für Sie einen Ausgleich zu dem Streßgeschehen darstellen.

Wenn Sie kürzlich einen Todesfall im engen Familien- oder Freundeskreis erlebt haben oder gerade eine sehr belastende Trennung oder Scheidung vom Lebenspartner durchleben, kann es durchaus sinnvoll sein, die Bewältigung dieses traumatischen Ereignisses kurzfristig durch beruhigende, entspannende Medikamente zu unterstützen. Wichtig ist, daß diese Medikation wirklich kurzfristig genommen wird und unter ärztlicher Kontrolle erfolgt, da besonders die Beruhigungsmittel (Tranquilizer) ein hohes Suchtpotential haben. Diese Mittel können nur eine Krücke sein; das «schmerzfreie Laufen» wird nur möglich, wenn wir lernen, selbst wieder die Muskeln zu bewegen, d. h. eigene Bewältigungsstrategien finden. Aber für den akuten schwerwiegenden Streß kann die ärztlich verordnete und zeitlich begrenzte Einnahme von Medikamenten genau die richtige Hilfe sein.

Die längerfristigen Bewältigungsstrategien werden für jeden Menschen anders aussehen. Generell kann man sagen, daß soziale Unterstützung und hier besonders das Sprechen über den Verlust eine ganz wichtige Rolle spielen.

Dabei kommt es gar nicht darauf an, daß die Zuhörer Ratschläge geben, daß sie versuchen abzulenken oder womöglich sagen, man solle sich zusammenreißen und einfach nicht mehr an den Verlust denken. Am hilfreichsten für eine Bewältigung ist – so haben psychologische Forschungen ergeben – das freie, offene Sprechen und das Zulassen der dabei aufkommenden Gefühle. Diese Art der Aussprache sollte so häufig geschehen, bis der oder die Betroffene beim Erzählen zwar noch die Trauer fühlt, aber die körperlich spürbare Erregung nicht mehr auftritt. Hier haben die Zuhörenden eine sehr schwere Aufgabe. Denn gerade, wenn wir jemanden sehr mögen oder lieben, drängt es uns ja meist, Ratschläge zu geben und vielleicht von dem belastenden Thema abzulenken. Dies sollte aber in der Anfangsphase auf keinen Fall geschehen.

Wenn Sie selbst von einem solchen Verlust betroffen sind, sollten Sie versuchen, Aktivitäten anzugehen, von denen Sie sich vorstellen können, daß sie Ihnen Spaß machen, bzw. von denen Sie wissen, daß sie Ihnen früher Spaß gemacht haben. Dies ist oft eine sehr schwere Aufgabe für Leidtragende. Ihre Trauer, das Gefühl, unglücklich und deprimiert zu sein, herrscht vor. Dazu kommt eine Antriebslosigkeit, so daß Sie sich womöglich zu nichts aufraffen können. Manchmal werden Sie vielleicht auch Schuldgefühle haben, wenn Sie – in einem Todesfall – trotz der Trauer angenehmen Aktivitäten nachgehen. Wenn es Ihnen aber gelingt, sich klarzumachen, daß Sie nicht nur den Toten betrauern, sondern auch für sich selbst sorgen müssen, um nicht hilfsbedürftig zu werden, können Sie möglicherweise trotz Antriebslosigkeit und Schuldgefühlen wieder zum Schwimmen gehen, den Volkshochschulkurs besuchen, die Freunde einladen oder sich, wie schon so lange geplant, in eine andere Abteilung versetzen lassen. Es wird am Anfang sicher keinen Spaß machen, sondern sich eher anfühlen, als ob man eine bittere Medizin nimmt; aber genau wie diese kann so ein Verhalten helfen, das Verlusterlebnis zu bewältigen.

Auch wenn dem ersten Anfall eine Zeit des ständigen Stresses vorausging, muß erst eine genaue Analyse erfolgen. Wollen Sie z. B. den Arbeitsplatz noch haben, an dem Sie sich so unglücklich fühlen, nachdem man Sie bei der Beförderung übergangen hat? Ziehen Sie eine Bilanz: Was spricht für den Job, was gibt er Ihnen, und was spricht gegen diese Arbeitsstelle? Oft hilft es tatsächlich schon, so eine Bilanz schriftlich zu erstellen. Mit so einem Überblick können Sie Dinge, die vielleicht zuviel Gewicht bekommen haben, wieder zurechtrücken. Auch im privaten Bereich kann eine Bilanz der erste Schritt sein: Was bringt Ihnen Ihre Partnerschaft, was kostet sie Sie? Erst dann sollten Sie entscheiden, was Sie investieren wollen und können, um die Beziehung entweder zu verbessern oder zu beenden. Ein dritter Weg kann durchaus auch sein, herauszufinden, ob und wie die Verhältnisse genau so zu ertragen sind, wie sie sind. Vielleicht hilft es, sich dazu auf anderem Gebiet ein Gegengewicht zu verschaffen. Und genauso selbstverständlich, wie Sie sich ärztliche Unterstützung holen, wenn Sie körperliche Ursachen für Ihr Unwohlsein vermuten, sollten Sie sich fachliche Unterstützung, Hilfe beim Bilanzieren und beim Erarbeiten von möglichen Alternativen holen. Das können Psychologische Psychotherapeutinnen und -therapeuten sein oder auch die Beratungsstellen für Ehe-, Familien-, Lebens- und Erziehungsfragen, die es mittlerweile in fast jeder größeren Stadt gibt. Wenn bereits erste Symptome einer Störung aufgetreten sind, sich aber noch nicht das volle Krankheitsbild ausgebildet hat, nennen Fachleute diese Art der professionellen Hilfe «indizierte Prävention». Das heißt, diese Maßnahme ist zwar immer noch präventiv, also vorbeugend, aber es ist eine notwendige Maßnahme – eine, für die es «kurz vor zwölf» ist.

Freunde in der Not

Bei dem Umgang mit einer Angststörung bzw. ihren Symptomen spielen die Freundinnen, Freunde und andere Bezugspersonen des oder der Betroffenen eine wichtige Rolle. Kai, dessen Geschichte wir weiter oben erzählt haben, kann sich glücklich schätzen, daß er gute Freunde in der Not hatte. Als sein erster Angstanfall ihn überraschte, konnte er die Nachbarn aufsuchen, die ihn trösteten und die Nummer des Notarztes für ihn suchten. Seine Frau war sehr verständnisvoll, hörte ihm zu und nahm ihn ernst. Für diese Phase haben sowohl die Nachbarn als auch Kais Frau ganz richtig reagiert, und jedem ist solch eine gute Unterstützung zu wünschen. Für das Verlassen der «Einbahnstraße Angsterkrankung» ist aber dann im späteren Verlauf, also nach der medizinischen Abklärung, wichtig, daß die gutgemeinte Unterstützung nicht womöglich unbeabsichtigt zu einer Verstärkung der Symptomatik führt. Um zu verstehen, was damit gemeint ist, müssen wir uns den dritten und den vierten Baustein, die ursächlich zur Entwicklung einer Angsterkrankung beitragen, noch einmal anschauen.

Der dritte Baustein entsteht, wenn der Körper im Moment eines starken (Angst-)Anfalls den Reiz, der diese beängstigenden Körpersymptome (Herzklopfen, Erstickungsgefühle, Schwitzen, Zittern) vielleicht zufällig auslöste – z. B. eine völlig normale Blutdruckveränderung oder ein an sich völlig ungefährlicher Wechsel in der Herzschlagfrequenz –, oder die Situation, in der der Anfall stattfindet, als Hinweis für drohende Gefahr lernt. Das oben beschriebene Experiment mit dem Zahnarztstuhl zeigt, daß bereits das einmalige Erleben einer vermeintlichen Gefahr genügt, um einen ursprünglich neutralen Reiz (Zahnarztstuhl, Herzklopfen, Auto, Menschenmenge) zum Auslösereiz werden zu lassen für die automatische Streß- und Aktivierungsreaktion unseres Körpers.

Der vierte Baustein, der die «Durchschlagskraft» dieses gelernten Auslösereizes noch verstärkt, ist paradoxerweise das Verhalten, das zumindest kurzfristig am effektivsten die unangenehmen Symptome verringert – *die Flucht* aus der Situation (Weglaufen vor der Spinne, Verlassen des Supermarktes, Hinsetzen beim Schwächegefühl) oder der Einsatz von Hilfsmitteln (Medikamente, Alkohol, Ablenkung, Hilfe durch andere, Notarzt rufen). Diese Gegenmaßnahmen sind in der Regel sehr erfolgreich. In der Folge wird häufig versucht, sich gar nicht mehr den Reizen auszusetzen, die eventuell diese unangenehmen Anfälle auslösen. Es kommt zum *Vermeidungsverhalten*: Ich fahre nicht mehr allein Auto; ich vermeide alles, was Herzklopfen auslösen könnte, wie Treppensteigen, Sport, häufig auch Sex. Damit geht es dann die Einbahnstraße Angstkrankheit rapide abwärts, es kommt zur sogenannten Generalisation. Das bedeutet, daß immer mehr Reize Anfälle verursachen und auch vormals neutrale Situationen körperliche Angstsymptome auslösen.

Um noch an dieser Stelle die «Angststraße» zu verlassen, braucht der Betroffene sehr viel Kraft. Die Hilfe von Freundinnen, Freunden und Partnern kann jetzt bedeutsam sein. Allerdings wird dabei von ihnen etwas verlangt, was im ersten Moment paradox oder vielleicht sogar grausam erscheint. Es geht darum, den Körper das gelernte Verhalten wieder «verlernen» zu lassen, und dafür genügt es eben nicht, sich oder seinem Angehörigen immer wieder zu erklären, daß Fahrstuhlfahren an sich ja ganz harmlos ist. Das Lernen hat ja nicht im Kopf stattgefunden, sondern unter Umgehung unseres Willens haben sich körperliche Reflexe gebildet. Der Reflex läuft so ab: Das Betreten des Fahrstuhls, in dem der erste starke Anfall stattgefunden hat, löst sofort einen Adrenalinstoß bei mir aus und in der Folge viele körperliche Symptome wie Herzklopfen, Schwitzen, Zittern, Schwindel usw. Ich setze den Fahrstuhl nicht in Betrieb, sondern verlasse ihn sofort wieder. Es geht mir besser, die Symptome verschwinden. Mein Körper hat zum zweiten Mal gelernt, «Fahrstuhl ist gefährlich, löst unangenehme Ereignisse aus, diese hören auf, wenn ich die Situation verlasse». Beim nächsten Mal funktioniert der Reflex schneller und besser. Allein der Anblick des Fahrstuhls löst die Gefühle aus. Später genügt dann allein der Gedanke «Ich könnte jetzt mit dem Fahrstuhl fahren», um starke körperliche Symptome und Angst auszulösen. Wir erinnern uns an das «Zahnarztstuhlexperiment». Erst nach mehreren Durchgängen, bei denen weder die gefürchtete Katastrophe (Ersticken) stattfand und auch jegliche Flucht und Vermeidung unterblieben, zeigte der Körper die erlernte Streßreaktion nicht mehr. Der erlernte Reflex war «gelöscht» worden, wie die Fachsprache der Psychologen dies bezeichnet.

In Kais Fall würde dies bedeuten, daß seine Frau ihn nicht zur Arbeit fahren und ihn nicht in den Supermarkt begleiten dürfte. Kai müßte ganz allein diese Situation aufsuchen und durchstehen. Dabei wäre von entscheidender Bedeutung, daß er tatsächlich so lange in der Schlange vor der Kasse stehenbleibt, bis seine Symptome sich sehr deutlich reduziert haben. Immer wenn der oder die Betroffene vor einer deutlichen Verringerung der Angst- und/oder Körpersymptome die Situation verläßt, führt dies zur Verfestigung der Angstreaktion, denn dies entspricht dem Baustein Nr. 4: *Vermeidung* und *Flucht*. Die Unterstützung von Angehörigen oder Freunden ist in diesen Situationen sehr wichtig. Zwar sollen sie nicht aktiv helfen (also nicht die Supermarkteinkäufe begleiten, nicht dem Betroffenen das Autofahren abnehmen), denn dies erhält die Krankheit aufrecht, weil es die Vermeidung der angstauslösenden Reize (allein im Supermarkt sein, allein im Auto sitzen) bedeutet; aber ihr Verständnis und ihr «Mitleiden» kann außerordentlich unterstützend sein. Niemand der Betroffenen bildet sich seine Symptome ein. Die unangenehmen Körperempfindungen sind tatsächlich da, und die Betroffenen leiden Höllenqualen. Aber wie wir einen vereiterten Zahn nur loswerden, indem wir ihn ziehen, uns also bewußt eine Verletzung, eine Wunde zufügen lassen, so führt auch der Weg aus der Angststörung am sichersten über diese Kraftanstrengung der Konfrontation mit den angstauslösenden Reizen bei völliger Aufgabe aller Flucht- und Vermeidungsstrategien.

Gedankliche Katastrophen entschärfen

Bei dem oben beschriebenen möglichen Ausstieg aus der Entwicklung einer Angsterkrankung geht es in der Hauptsache darum, «seinen Körper allein die Arbeit machen zu lassen». Es gibt im Mosaik der Angsterkrankung allerdings auch eine Stelle, an der wir unser Denken einsetzen können.

Im Zahnarztstuhlexperiment wurde gezeigt, daß aufgrund des automatischen körperlichen Lernens alle Versuchspersonen auch beim zweiten Mal die Streßzeichen des Organismus zeigten, obwohl diesmal keine «Gefahr» drohte. Bei denjenigen aber, die trotzdem Angst hatten, waren die Reaktionen noch sehr viel stärker. Diese «Erwartungsangst» können wir mit unserem Denken reduzieren. Wir sollten wieder mit einer sehr ehrlichen Analyse beginnen. Folgende Fragen können helfen: Was befürchte ich? Falls genau diese Befürchtung eintrifft, was wäre daran für mich das Schlimmste? Falls dieses Schlimmste eintritt, was könnte dann geschehen? Wenn ich auf diese Art auf meinen tiefsten, geheimsten «Katastrophengedanken» gekommen bin, überlege ich wieder, welche Beweise ich habe, daß dies geschehen könnte. Habe ich auch Hinweise, daß diese Befürchtung nicht eintreffen könnte? Wenn ich solche Hinweise finde, müßte es auch möglich sein, einen Alternativgedanken oder eine Alternativerklärung für meinen Katastrophengedanken zu finden. Finde ich eine, frage ich mich wieder: Habe ich Beweise oder Hinweise, daß diese

Alternativerklärung richtig sein könnte? Wenn es mir gelingt, vor einer angstmachenden Situation so eine sachliche Gedankenanalyse durchzuführen (schriftlich oder im Kopf), nehme ich zwar immer noch mit einer gewissen Wahrscheinlichkeit an, daß die befürchtete Katastrophe eintreten könnte, aber ich bin auch zu einem gewissen Prozentsatz davon überzeugt, daß die Alternativerklärung zutreffen könnte. Dies führt dann in der Regel zu einer Abnahme meiner Erwartungsangst, und mir fällt es viel leichter, mich in die angstauslösende Situation zu begeben und mich in die Situation ohne jegliche Flucht und Vermeidung (das heißt auch ohne jegliche Beruhigung) regelrecht zu «ergeben». Daß diese Art «Gedankenarbeit» tatsächlich in dieser Form helfen kann, haben viele Betroffene bestätigt. In der Fachsprache nennen wir dies «Entkatastrophisieren»: die gedanklichen Katastrophen werden entschärft. Um eine positive Wirkung zu erzielen, muß man aber alle Schritte dieses Gedankenweges gehen (besonders die ersten: «Was befürchte ich wirklich? Was wäre das schlimmste?»), um nicht den Fehler des sich Tröstens und Ablenkens zu machen, was ja Flucht und Vermeidung wäre.

Diese «Gedankenarbeit» soll im folgenden Beispiel verdeutlicht werden:

Rita berichtet ihrer Therapeutin, daß es ihr immer noch nicht gelänge, zum Friseur zu gehen, obwohl sie dies sehr gern tun würde. Schon die bloße Vorstellung, unter einer Trockenhaube sitzen zu müssen, bereite ihr Herzklopfen. Die Therapeutin fragt, was nach Ritas Meinung passieren könnte, wenn sie unter der Haube sitzt. «Diese Angst könnte wiederkommen.»

«*O. k.*», sagt die Therapeutin, *«nehmen wir an, sie kommt wieder, was ist daran das schlimmste für Sie?»*

«Mein Herz klopft, ich schwitze, und mir wird ganz schlecht.»

«Ja, nehmen wir an, genau dies passiert, was kann noch weiter geschehen?»

«Ich weiß nicht recht, ist das nicht schon schlimm genug? Solchen Zustand aushalten zu müssen. Ich glaube, ich könnte das einfach nicht.»

«Warum meinen Sie, Sie könnten das nicht? Was glauben Sie, Rita, könnte schlimmstenfalls passieren? Kriegen Sie vielleicht einen Herzinfarkt? Könnten Sie sterben?»

«Aber nein, ich glaube jetzt nicht mehr, daß ich sterben könnte. Ich denke nur, daß ich dieses Gefühl einfach nicht ertragen und aushalten könnte. Wahrscheinlich würde ich ausrasten, mir die Haube wegreißen und vor die Tür laufen. So wie ich bin, mit Frisierumhang und Lockenwicklern.»

«Na, das ist ja vielleicht ein Bild, Sie vor der Tür, ganz aufgelöst und mit Lockenwicklern. Stellen Sie sich vor, genau dies ist nun passiert, was ist daran das schlimmste?»

«Na, ich bin ja nicht allein, da sind die anderen Kunden und die Friseurinnen. Alle sehen mich entsetzt an, halten mich für total verrückt. Bin ich ja dann auch, wenn ich so etwas Unkontrolliertes tue. Ich könnte da nie mehr hineingehen.»

«Ist dies das Schlimmste, was passieren könnte?»

«Ja, ich glaube, das ist es. Das Schlimmste, was passieren könnte, ist, daß ich ausraste, mir die Haube vom Kopf reiße und mich damit unendlich blamiere und als Verrückte hinstelle. Ja, alle würden dann glauben, ich sei verrückt.»

«O. k., jetzt haben wir es wohl. Sie sind also ziemlich sicher,

daß Sie, wenn Sie unter der Haube sitzen, starke Symptome bekommen, sich schwach und panisch fühlen, was dazu führt, daß Sie aus dem Geschäft laufen und sich damit für alle Zeiten vor den anderen Menschen im Friseurgeschäft blamiert haben bzw. daß alle dann überzeugt sein werden, daß Sie verrückt sind. Habe ich das so richtig zusammengefaßt?»

«Ja, ich denke, das ist das schlimmste. Ich werde das Angstgefühl nicht aushalten und ausrasten, und alle werden mich für verrückt halten.»

«Ein wirklich schlimmer Gedanke. Was glauben Sie, Rita, wie wahrscheinlich ist es, daß genau dies eintreffen wird?»

«Na, ja, ich denke, nicht hundertprozentig, aber ich halte es schon für sehr wahrscheinlich.»

«Ja, ich denke auch, daß Sie dies meinen. Mit welcher Wahrscheinlichkeit wird es eintreten?»

«Ich nehme an, mit ungefähr fünfundachtzig Prozent Wahrscheinlichkeit.»

«Wenn Ihnen dieser Gedanke solche Angst macht und Sie relativ sicher sind, daß er Wirklichkeit werden könnte, werden Sie ja Hinweise oder Beweise haben für diese Befürchtung. Ist das so?»

«Beweise? Na ja, daß ich Symptome bekomme und es mir dann schlechtgeht, habe ich ja nun häufig erlebt. Nur ist es mir bisher gelungen, dies Außenstehende nicht merken zu lassen.»

«Sie haben schon häufig Angst und die körperlichen Symptome der Angst erlebt. Das ist ein Hinweis, daß dies auch im Frisiersalon passieren könnte. Haben Sie auch Hinweise und Beweise, daß der zweite Teil Ihrer Vorhersage – alle werden mich dann für verrückt halten – zutreffen könnte?»

«Hm, Beweise, da muß ich überlegen. Es ist jetzt ungefähr zwei Jahre her, da war ich bei einer Beerdigung. Der Mann einer Frau aus unserem Sportverein wurde beerdigt. Seine Frau, eigentlich eine ganz vernünftige Frau, die nie besonders aufgefallen war, fing während der Rede des Pastors plötzlich an, immer lauter zu weinen. Sie schrie dann richtig und fing an, sich an den Haaren zu ziehen. Sie wurde dann von ihren Verwandten herausgebracht. Später hörte ich, sie sei in eine Klinik gekommen. Es wurde nur noch hinter vorgehaltener Hand über sie gesprochen. Im Verein – damals machte ich noch Gymnastik – wurde darüber gesprochen, wer den üblichen Krankenbesuch machen sollte. Keiner wollte dies. Die Frau ist dann auch gar nicht mehr nach Hause gekommen. Sie zog vom Krankenhaus aus direkt zu ihrer Mutter nach Süddeutschland.»

«Haben Sie noch andere Dinge erlebt, die Ihnen sagen, daß der Gedanke ‹Wenn ich aus dem Geschäft laufe, werden mich alle für verrückt halten› eine zutreffende Vorhersage ist?»

«Nein, mehr fällt mir eigentlich nicht ein.»

«Was meinen Sie, Rita, kennen Sie auch Hinweise, Indizien, die gegen diese Vorhersage sprechen?»

«Ja, ich glaube, nicht alle hielten die Frau damals für verrückt. Es gab auch welche, die meinten, das Verhalten käme von dem großen Schmerz und sie sei keine labile oder gar verrückte Person. Ich kannte sie zwar kaum, aber eigentlich glaubte ich auch nicht, daß sie verrückt geworden war.»

«Fällt Ihnen noch etwas ein?»

«Na ja, es gibt Menschen, die sich viel verrückter verhalten und dies sicher nicht sind, sondern z. B. nur Aufmerksamkeit wollen, wie z. B. Schlagersternchen. Die Öffentlichkeit sieht dies auch meistens so und hält diese Leute nicht ernsthaft für verrückt.»

«So, Sie haben nun mindestens drei Hinweise, die gegen Ihre Katastrophenprophezeiung sprechen. Dann müßte es eigentlich ja auch einen Alternativgedanken zu Ihrem Katastrophengedanken ‹Alle werden mich für verrückt halten› geben. Was könnte dies für ein Gedanke oder besser für eine alternative Vorhersage sein?»

«Sie meinen, was die Friseurinnen und die anderen Kunden sonst noch von mir denken könnten? Ich bin kein bekannter Schlagerstar, also fällt das weg. Vielleicht könnten sie denken, daß ich krank bin, ich meine körperlich krank, und nicht verrückt.»

«Ja, das könnte ein Alternativgedanke sein. Fallen Ihnen dazu auch Indizien ein, die darauf hinweisen, daß die Menschen Ihr Verhalten tatsächlich so einschätzen werden?»

«Ja, ich bin ja tatsächlich zweimal im Supermarkt fast zusammengebrochen. Alle waren da sehr nett und haben geglaubt, ich sei krank. Auch als ich später dann mit meinem Mann dort war, haben sie sich erkundigt, wie es mir jetzt geht und ob man herausgefunden hat, was damals meinen Schwächeanfall verursacht hat. Ich wurde auf jeden Fall nicht wie eine Verrückte gemieden.»

«Was meinen Sie, Rita, für wie wahrscheinlich halten Sie diesen Alternativgedanken?»

«Ich glaube, so circa fünfundachtzig Prozent.»

«Und wie ist es mit dem Katastrophengedanken? Hat sich da jetzt etwas verändert mit Ihrer Einschätzung?»

«Ja, doch. Obwohl, ich glaube, er ist nicht ganz unwahrscheinlich. Aber fünfundachtzig Prozent? Nein, ich denke, ich halte ihn jetzt zu circa fünfzig Prozent für wahrscheinlich.»

«Ja, Rita, ich kann Ihnen auch nicht sagen, wie hoch die

Wahrscheinlichkeit für welche Vorhersage ist. Vielleicht gibt es ja sogar noch andere Möglichkeiten, was passieren könnte. Wichtig ist nur, daß Sie erkennen konnten, daß Ihre erste Einschätzung unter Umständen überzogen war. Was meinen Sie, wie würde es Ihnen gehen, wenn Sie vor dem Friseurgeschäft stehen und nur den Katastrophengedanken im Kopf haben?»

«Ich glaube, ich würde ziemlich rasch umdrehen und nach Hause gehen.»

«Und wenn es Ihnen gelänge, so eine ‹Gedankenarbeit› zu machen, wie wir es jetzt hier gemacht haben, wie würde es Ihnen dann gehen?»

«Ich glaube, wenn ich das schaffen würde, so zu denken, würde ich vielleicht hineingehen. Aber auch mit weichen Knien.»

«Und was sollten Sie tun, um das herauszukriegen, und vor allem auch, um all diese Annahmen nun möglichst objektiv zu testen?»

«Na, dann muß ich es wohl ausprobieren.»

«Ja, Rita, das ist richtig. Aber ich bitte Sie, es auch mit allen Konsequenzen zu tun.»

«Was heißt das?»

«Ihre Befürchtung lautet ja, ich werde Angst mit ganz starken Symptomen bekommen, diese nicht aushalten, mir die Haube runterreißen und vor die Tür laufen. Ich möchte Sie bitten, genau dies zu tun – auch wenn Sie gar keine oder nur geringe Symptome bekommen. Probieren Sie bitte aus, was passiert, wenn Sie plötzlich aufspringen und mit Lockenwicklern aus dem Geschäft rennen.»

«Das ist ja toll! Meinen Sie, ich sollte das machen?»

«Ja!»

Zwei Tage später kommt Rita wieder in die Therapie und berichtet, daß sie tatsächlich beim Friseur war. Am Morgen vor dem Besuch hat sie zu Hause noch einmal die Gedankenübung gemacht, wobei ihr noch mehr Argumente eingefallen sind. Schon diese Gedankenarbeit hat sie ruhiger werden lassen. Weil sie Angst hatte, im Ernstfall diese schwierige Übung nicht so schnell zu schaffen, hat sie sich alles aufgeschrieben. Direkt vor dem Friseurgeschäft hat sie es noch einmal durchgelesen und ist dann hineingegangen. Unter der Haube fühlte sie sich zu ihrer Überraschung richtig gut. Dann wollte sie aufstehen und rausgehen, hat dabei aber plötzlich laut lachen müssen, weil sie die ganze Situation sehr komisch fand. Die Friseurin fragte sie nach dem Grund ihrer Heiterkeit, und Rita erzählte ihr alles und redete damit auch erstmals mit einer Fremden über die Angsterkrankung. Die Friseurin meinte, sie hätte wahrscheinlich spontan gedacht, die Kundin wäre rausgelaufen, weil sie sich nicht gut bedient fühlte, was sie jedoch den Chef nicht merken lassen wollte. Rita erklärte ihr das Denkschema, und nun mußten beide sehr lachen. «Leider habe ich meine Übung ja nicht ganz richtig gemacht. Aber ich glaube, sie hat mir trotzdem geholfen. Vor allem weiß ich jetzt, was diese Gedankenarbeit wert ist. Sie ist aber sehr mühsam. Ich werde noch viel üben müssen, damit ich sie auch in unerwarteten Situationen schnell einsetzen kann.»

Diese Art zu denken ist wirklich sehr ungewöhnlich und erfordert einige Übung. Wenn Sie, liebe Leserin, lieber Leser, es ausprobieren wollen, schreiben Sie das folgende Schema ab. Nehmen Sie ein großes Blatt Papier und lassen Sie für die einzelnen Fragen genügend freien Raum. Dann überlegen Sie sich eine Situation, die Sie am liebsten vermeiden möchten, weil sie Ihnen angst macht. Jetzt versuchen Sie, den Angstgedanken mit Fragen zu erfassen, wie die Therapeutin sie Rita gestellt hat. Bearbeiten Sie dann diesen Gedanken mit Hilfe der Fragen des Schemas.

Schema für «Gedankenarbeit»

An welche Situation denken Sie?

Was ist das Schlimmste, das Ihnen in dieser Situation passieren könnte?

Für wie wahrscheinlich (in Prozent) halten Sie Ihren Gedanken / Ihre Vorhersage?

Welche Beweise, Hinweise, Indizien haben Sie, die Ihren Gedan-

ken / Ihre Vorhersage stützen?	
Welcher Alternativgedanke / welche Alternativvorhersage fällt Ihnen ein?	
Was spricht für diese Alternativerklärung?	
Für wie wahrscheinlich halten Sie diese Alternativerklärung (in Prozent)?	
Für wie wahrscheinlich halten Sie jetzt den Katastrophengedanken (in Prozent)?	

Überlegen Sie sich nun eine oder mehrere Übungen (Situationen), mit denen Sie Ihre Vorhersagen testen können, und führen Sie diese Übungen so schnell wie möglich durch.

Der mögliche Ausstieg aus der «Einbahnstraße Angst»

Der Weg in die Angst	Der Weg aus der Angst
ein erstes Erleben anfallsartiger starker Körpersymptome mit oder ohne Angstgefühle = Panikanfall	medizinische Abklärung
das Erleben eines extrem belastenden Ereignisses	kurzfristige medikamentöse Unterstützung, Schonung, Aussprache
langanhaltende Streßfaktoren	Situation analysieren und streßreduzierende Maßnahmen ausprobieren, verstärkt angenehmen Aktivitäten nachgehen
Flucht aus angstmachenden Situationen setzt ein und / oder das Vermeiden von Situationen, die Anfälle auslösten	diese Situationen ohne Vermeidung und Flucht so lange aushalten, bis sich die Angst und die Streßsymptome deutlich verringern
Erwartungsangst verhindert die Konfrontation mit gefürchteten Situationen und Reizen	Erwartungsangst durch Gedankenübungen verringern («Entkatastrophisieren nach Schema»)

Wenn es allein nicht zu schaffen ist

Wenn die Erkrankung schon länger andauert, ist es für die Betroffenen fast unmöglich, die bisher aufgezeigten möglichen Schritte allein durchzuführen. Deshalb sollte niemand zögern, sich Hilfe von Profis zu holen. Leider sind Vorstellungen wie «Man muß sich nur zusammennehmen» oder «Wer es allein nicht schafft, ist willensschwach» immer noch sehr verbreitet und verhindern häufig, daß wir professionelle Hilfe bei psychischen Problemen überhaupt in Erwägung ziehen. Dabei ist es eine große Fähigkeit zu erkennen, wann die eigenen Probleme so groß sind, daß man sie allein nicht mehr bewältigen kann. Anstrengungen und Hartnäckigkeit sind dann im zweiten Schritt notwendig, um sich bei geeigneten Stellen Hilfe zu holen.

Wer kann professionell helfen?

Warum fällt es vielen Menschen so schwer, sich bei psychischen Problemen fachliche Hilfe zu holen? Meist beginnen wir erst darüber nachzudenken, wenn alles andere versagt hat. Die medizinischen Untersuchungen haben keine Ursache ergeben, die Medikamente helfen gegen die Angst nur unvollständig oder auch gar nicht, und alle Ratschläge und Tips von Freundinnen, Freunden und Verwandten haben letztendlich auch nichts bewirkt. Trotzdem zögern wir auch in diesem Stadium häufig noch, uns an einen Psychotherapeuten zu wenden. Wir haben Angst, damit einzugestehen, daß wir «irre» sind. Wir haben Angst, damit in einen Kreislauf von Therapien, stationärer Aufnahme und wiederholten Therapien zu geraten, der womöglich in der Dauerverwahrung einer psychiatrischen Klinik endet. Oder wir fürchten die Art der psychologischen Therapien. Benehmen sich Menschen bei der Therapie nicht lächerlich? Wie könnte ich z. B. in einem Tank sitzen und mir die Seele aus dem Leib schreien oder auf einer Couch liegen und meine Träume erzählen? Womöglich werde ich hypnotisiert und plaudere wer weiß was aus oder benehme mich danach unmöglich.

Leider sind nicht alle Befürchtungen ganz grundlos. In Deutschland war der Titel «Psychotherapeut» bis Ende 1998 nicht gesetzlich geschützt, und so wucherte unter diesem Schutzmantel wirklich ein sehr bunter und suspekter «Psychomarkt», dem man mit Vorsicht begegnen mußte.

Seit dem 1.1.1999 ist das Psychotherapeutengesetz – im Beamtendeutsch abgekürzt «PsychThG» – in Kraft getreten, und Psychotherapeut/in darf sich nun nur noch nennen, wer entweder Medizin studiert hat oder nach dem Psychologiestudium eine staatliche Approbation erworben hat. Mediziner/innen bekommen diese Approbation bereits nach ihrem Grundstudium. Danach machen sie eine Facharztausbildung, z. B. zum Internisten oder Lungenfacharzt oder eben auch zum Facharzt für Psychotherapie. Erst danach dürfen die approbierten Ärztinnen und Ärzte auch den Titel «Psychotherapeut/in» tragen.

Worauf sollten Sie nun also achten, damit Sie auch qualifiziert behandelt werden? Die behandelnde Fachkraft sollte die Bezeichnung Psychotherapeut/in tragen und entweder ein Medizin- oder ein Psychologiestudium abgeschlossen haben. Eine Ausnahme bilden hier die Kinder- und Jugendlichen-Psychotherapeuten. Während die Psychotherapeuten für die Behandlung von Erwachsenen *und* Kindern ausgebildet sind, spezialisieren sich Kinder- und Jugendlichen-Therapeuten nur auf die psychischen Störungen von Kindern. In dieser Berufsgruppe finden sich auch Fachkräfte, die als Basis ein Pädagogikstudium absolviert haben. Sie können sich bei Ihrer örtlichen Kassenärztlichen Vereinigung oder bei Ihrer Krankenkasse Listen von anerkannten Therapeutinnen und Therapeuten geben lassen oder solche bei den Berufsverbänden der Diplompsychologen (Adressen im Anhang) anfordern. Auch beim Deutschen Psychotherapeuten Verband (DPTV, Adresse im Anhang) können Sie Listen der approbierten Psychotherapeuten anfordern oder diese auch im Internet einsehen.

Therapien machen uns nicht «verrückt»

Kommen wir noch einmal auf die Befürchtung zurück, eine Therapie könne alles nur verschlimmern und am Ende landen wir in der Psychiatrie oder – wie es oft in der Umgangssprache heißt – in der «Irrenanstalt». In dieser unheimlichen Einrichtung werden Menschen weggeschlossen, die verrückt und irre und wahrscheinlich gefährlich sind. So die verbreitete Ansicht von Laien. Was sind das für Erkrankungen, unter denen Menschen leiden, die dort behandelt werden? Hinter den abwertenden Begriffen «irre» und «verrückt» verbergen sich sehr schwere – aber heute auch gut zu behandelnde – psychische Erkrankungen, die die Fachleuchte «Psychosen» nennen. Zu diesen Erkrankungen gehören schizophrene Episoden. Wenn jemand schizophren erkrankt, kann man es am besten beschreiben mit «träumen, obwohl man hellwach ist». Die Patientinnen und Patienten nehmen die Realität zum Teil anders wahr. Sie hören Stimmen, sehen Dinge, die andere nicht hören oder sehen, fühlen Berührungen, die real gar nicht stattfinden, und vieles mehr. Häufig verursachen diese Erfahrungen starke Ängste, weil sie tatsächlich ganz real wahrgenommen werden und von den Betroffenen nicht korrigiert werden können – so, wie man einen Alptraum erlebt. Auch die sogenannten bipolaren Störungen gehören zu solchen psychotischen Erkrankungen, bei denen Phasen einer unerklärlichen tiefen Depression (häufig auch mit Wahnvorstellungen) abwechseln mit «manischen

Phasen». Eine manische Phase ist zum Beispiel gekennzeichnet durch das Gefühl, in einer absoluten Hochstimmung zu sein. Die Menschen fühlen sich euphorisch, sind überzeugt, mehr zu wissen und zu können als alle anderen. Sie brauchen meist sehr wenig Schlaf in dieser Zeit und sind trotzdem nicht müde. Die Verkennung der Realität führt häufig zu Aktionen, die sie außerhalb dieser Erkrankung nie machen würden, z. B. kaufen sie plötzlich riesige Mengen völlig sinnloser Dinge ein. Das Risiko, schizophren zu werden, beträgt ein Prozent, d. h., einer von hundert Menschen wird mindestens einmal in seinem Leben so eine schizophrene Episode erleben. Diese Zahl gilt überraschenderweise für alle Kulturen, und sie scheint auch über die Jahrhunderte konstant geblieben zu sein. Das Risiko erhöht sich nur, wenn bereits die Eltern schizophren waren. Genaue Untersuchungen und Studien haben ergeben, daß andere psychische Erkrankungen, hier ganz besonders die Angsterkrankungen, keine Vorläufer von solchen psychotischen Episoden sind. Menschen mit Angststörungen – behandelt oder auch unbehandelt – werden also nicht häufiger schizophren als Menschen ohne Angststörungen. Wenn Sie unter einer Angstkrankheit leiden, ist dies also nicht der Vorbote einer noch schlimmeren psychischen Erkrankung wie z. B. einer Schizophrenie. Und Sie werden auch durch eine Angsterkrankung nicht «empfindlicher» für eine Psychose.

Allerdings wissen wir, daß unbehandelte Angststörungen «progredient» verlaufen. Dies bedeutet, daß sie nicht von allein ausheilen, sondern sich im Verlauf des Lebens – auch wenn es manchmal ganz angstfreie Phasen gibt – eher verschlimmern. Deshalb scheuen Sie nicht davor zurück, sich professionelle Hilfe zu holen, wenn Sie allein nicht aus dem Teufelskreis von Ängsten, Körpersymptomen, Flucht und Vermeidung herauskommen.

Wenn Sie professionelle Hilfe suchen

- Wenn die medizinische Abklärung ergeben hat, daß es für Ihre Probleme keine körperliche Ursache gibt, suchen Sie sich möglichst rasch psychologische Hilfe. Ohne Behandlung heilen Angststörungen fast nie aus.

- Suchen Sie sich für die Behandlung einen Fachmann/eine Fachfrau. Er/sie sollte neben der Bezeichnung Psychotherapeut/in den Titel Arzt/Ärztin oder Diplompsychologe bzw. -psychologin haben. Ihre Krankenkasse oder die Berufsverbände oder Psychologen können Ihnen Namen nennen.

- Erkundigen Sie sich bei dem Erstgespräch, ob er/sie Erfahrungen mit Angststörungen hat. Fragen Sie, wie die Behandlung aussehen wird. Wenn Sie Zweifel haben, scheuen Sie sich nicht, mehrere Erstgespräche mit verschiedenen Fachleuten zu führen.

- Die Psychotherapie einer Angststörung ist in der Regel sehr erfolgreich, und sie macht nie «verrückt».

Medizinische Therapien

Bei den verschiedenen Therapieansätzen kann als erstes ganz grob unterschieden werden zwischen medizinischen Therapien und Psychotherapien. Bei einer medizinischen Therapie werden dem Patienten Medikamente verordnet, die Einfluß auf die Psyche, also auf Gefühle und Erleben haben können. Im Falle einer Angsterkrankung werden Beruhigungsmittel gegeben, sogenannte Tranquilizer. Diese Medikamente sind bei vielen Menschen auch tatsächlich sehr wirksam, haben allerdings zwei entscheidende Nachteile: Erstens hält die angstlösende Wirkung nur so lange an, wie man die Medikamente einnimmt; setzt man sie ab, kehrt die Angst zurück. Das bedeutet, daß die Medikamente die Angst bewältigen, aber sie nicht heilen. Der zweite Nachteil ist, daß die Beruhigungsmittel meistens Stoffe mit einem Suchtpotential enthalten: Die Wirkung nimmt bei gleicher Dosierung des Medikaments ab, und man muß immer mehr einnehmen, um eine gleichbleibende Wirkung zu erzielen. Das geht natürlich nur bis zu einem gewissen Grad. Wenn man dann die Medikamentendosis verringert oder die Einnahme ganz beendet, reagiert der Körper häufig mit Entzugserscheinungen. Dieses sind körperliche Symptome, die den Angstsymptomen sehr ähneln. Für die Betroffenen ist dann schwer zu unterscheiden, ob sie nun wieder unter Angstattacken leiden oder unter den Entzugserscheinungen des abgesetzten Medikaments. Eine medikamentöse Behandlung von Ängsten sollte deswegen immer nur kurzfristig und unter ärztlicher Kontrolle erfolgen. Sie kann sinnvoll sein als kurze Krisenintervention oder als Übergangsmaßnahme bis zu einer Selbsthilfe des Betroffenen oder bis zum Beginn einer psychologischen Therapie.

Anders als für Angsterkrankungen gibt es für andere psychische Krankheiten durchaus hilfreiche medikamentöse Therapien. Bei schweren psychotischen Erkrankungen kann gar nicht auf eine medikamentöse Behandlung verzichtet werden. Auch für Depressionen gibt es eine Reihe von gut überprüften Medikamenten, die sogenannten Antidepressiva, die bei vielen Erkrankten zu einer Heilung führen können. Diese Antidepressiva und die bei Psychosen eingesetzten Neuroleptika machen auch nicht süchtig. Man muß nicht immer mehr einnehmen, um die gleiche Wirkung zu erzielen, sondern meistens kann nach einiger Zeit das Medikament reduziert und später ganz abgesetzt werden. Allerdings hat sich auch bei Psychosen und Depressionen herausgestellt, daß eine psychologische Therapie, angefangen in einem Stadium, in dem die Medikamente ihre Wirkung zeigen und langsam verringert werden können, das Rückfallrisiko stark vermindert.

Psychotherapien

Neben den medizinischen Therapien gibt es die Psychotherapien. Auf dem seriösen Psychomarkt gibt es drei große anerkannte Therapieschulen:

1. Die psychodynamisch orientierten Therapieformen auf der Basis der Psychoanalyse. Begründer dieser Therapieform war Sigmund Freud.
2. Die Verhaltenstherapie, heute meist richtiger und vollständiger kognitive Verhaltenstherapie genannt. Zu dieser Richtung gehört auch die Konfrontationstherapie. Die Kosten für diese beiden ersten Therapieformen werden in der Regel auch von Krankenkassen übernommen.
3. Die sogenannte humanistische Therapie, ein etwas unglücklicher Begriff, denn natürlich sind auch die Verhaltenstherapie und die analytischen Therapien nicht «inhuman», d. h. unmenschlich. In der Praxis hat die Therapierichtung viele Namen: «Gesprächspsychotherapie», kurz GT genannt, «Klientenzentrierte Gesprächstherapie», «Gesprächstherapie», «Nicht-direktive Therapie», «Personenzentrierte Gesprächspsychotherapie» und ähnliche Begriffe bezeichnen alle dasselbe Vorgehen. Diese Therapieform wurde in Amerika von Carl Rogers entwickelt, wird allerdings dort kaum noch praktiziert. Derzeit werden die Kosten einer Gesprächspsychotherapie nicht von den gesetzlichen Krankenkassen bezahlt.

Alle drei Therapieschulen sind fundierte, wissenschaftliche Verfahren. Wie wird nun in dem jeweiligen Therapieansatz mit einer Angststörung umgegangen?

Die analytische Therapie

Bis in die siebziger Jahre hinein war die gebräuchlichste Therapie für alle psychischen Störungen die Methode, die sich vom Freudschen Modell der Psychoanalyse ableiten läßt. Noch heute arbeitet man in der analytischen Therapie und in den psychodynamisch orientierten neueren Formen in etwa nach diesem Modell. Danach symbolisieren Ängste und schlimme Phobien andere, versteckte Probleme. In der Therapie geht es darum, diese versteckten Probleme aufzudecken. In der Regel geht man davon aus, daß sie in der frühen Kindheit entstanden sind und nun im Erwachsenenleben ihren Ausdruck in der Angststörung finden. Mit der Methode des freien Assoziierens (ungerichtetes freies Erzählen, ohne gezielte Fragestellungen des Therapeuten) wird versucht, diese früh entstandenen Störungen zu finden und «durchzuarbeiten». Diese Methode ist sehr zeitraubend, und es kann Jahre dauern, bis man den Zugang zum eigenen frühkindlich gestörten Erleben findet. Die eigentliche «große» Psychoanalyse dient der Analyse der Persönlichkeit des Patienten mit allen Facetten. Sie findet bis zu viermal in der Woche statt, hat keine Stundenbegrenzung und dauert oftmals viele Jahre.

Auf der Basis der Psychoanalyse haben sich andere Vorgehensweisen etabliert, die kürzer und gezielter angelegt sind. Sie werden bezeichnet als «Analytische Psychotherapie», «Tiefenpsychologisch orientierte Psychotherapie», «Kurzzeit- oder Fokaltherapie». Es gibt psychoanalytische Einzel- und Gruppentherapien. In der Regel dauern auch diese kürzeren Therapien, die der Behandlung von spezifischen Störungen dienen und auch bei Angststörungen eingesetzt werden, meist bis zu hundert Behandlungsstunden.

Die Therapie findet in einem Therapiezimmer statt. Manchmal liegt der Patient auf einer Liege, und der Therapeut sitzt außerhalb seines Gesichtskreises; meist sitzen sich aber beide gegenüber. Die Patienten sollen über alles sprechen, was ihnen durch den Kopf geht, alles ist wichtig, auch Träume. Die Therapeuten halten sich stark zurück, dann wieder «deuten» sie das Erzählte, geben ihre Einschätzungen des Verhaltens des Patienten in den Schilderungen ab und fragen auch manchmal detailliert nach.

Ganz wichtig ist in dieser Therapieform die Gestaltung der Beziehung zwischen dem / der Hilfesuchenden und dem Therapeuten bzw. der Therapeutin. In den Schwierigkeiten und Problemen, die sich in dieser Beziehung abzeichnen (Ärger auf den Therapeuten, Abhängigkeit von ihm / ihr), soll sich dann bereits der grundlegende Konflikt zeigen, der bei dem Patienten zur Entstehung einer Angststörung beigetragen hat. Dabei spielen vor allem seine Schilderungen von Erlebnissen aus der Kindheit, Jugend und der Erwachsenenwelt eine Rolle. Die Patientinnen und Patienten übertragen dann vorübergehend Wünsche, Phantasien, Vorstellungen und Verhaltensweisen von einst auf ihre Therapeuten. Dadurch werden die früheren Konflikte wiederbelebt und können nun erkannt und «durchgearbeitet», das heißt intensiv besprochen werden. Dabei werden auch alternative Verhaltensweisen besprochen und geplant. Die Patienten sollen nach Beendigung der Therapie in der Lage sein, diese Verhaltensweisen auch in der Realität zu zeigen, und sich so aus den Einschränkungen der Angstkrankheit befreien. Aber schon Sigmund Freud, der Gründer dieser

Therapierichtung, hat einschränkend dazu gesagt, daß die Analyse bei Angststörungen nur erfolgreich sein wird, wenn die Patientinnen und Patienten irgendwann auch tatsachlich in die Angstsituation hineingehen und sich dort ihren (auch nach langer Analyse immer noch auftauchenden) Ängsten stellen. Nur so kann die Angststörung langfristig überwunden werden.

Die Verhaltenstherapie

Die Verhaltenstherapie geht nicht von der Annahme aus, daß Phobien Symbole für versteckte Schwierigkeiten sind. Sie versucht nicht, daß Unbewußte aufzudecken wie die Analyse, sondern sie betrachtet die Phobien selbst als das Hauptproblem und versucht diese direkt zu beseitigen. Ausgehend von der Erkenntnis, daß es im wesentlichen das Flucht- und Vermeidungsverhalten ist, das eine einmal (aufgrund vieler ungünstiger Bedingungen, oft auch durch Zufall) entstandene Angststörung aufrechterhält, versucht die Verhaltenstherapie dem / der Betroffenen beizubringen, sich den ängstigenden Situationen auszusetzen, so daß sie schließlich toleriert werden können. Die Verhaltenstherapie versteht sich als methodische, naturwissenschaftlich begründete Vorgehensweise. Grundlegend für diese Therapierichtung ist die Annahme, daß Menschen grundsätzlich in der Lage sind, sich mehr oder weniger selbständig zu helfen. Wenn sie dies nicht mehr können, möchte die Verhaltenstherapie konkrete Hilfestellungen geben, die vor allem Hilfe zur Selbsthilfe sein sollen. Deshalb werden alle Vorgänge in der Therapie den Patientinnen und Patienten auch verständlich und einsehbar gemacht. Zwar stellen die Therapeuten dafür ihre wissenschaftlichen Kenntnisse zur Verfügung, aber im gesamten Therapieprozeß sind die Patienten möglichst aktiv beteiligt. Sie sollen sehr rasch die Verantwortung für ihre eigene Therapie und letztendlich für ihr Leben übernehmen.

Dieses Vorgehen ist ein schnelles Verfahren und hat sich als sehr wirksam erwiesen. In manchen Fällen (besonders bei spezifischen Phobien, siehe Seite 39) konnten Phobien schon innerhalb von drei Sitzungen überwunden werden, obwohl sie bereits seit zwanzig Jahren den Patienten quälten. Im allgemeinen dauert aber eine Verhaltenstherapie von Angststörungen zwanzig bis vierzig Behandlungseinheiten, und eine Einheit entspricht fünfzig Minuten. In der Konfrontationstherapie, die eine Methode innerhalb der Verhaltenstherapie ist, werden diese Zeiteinheiten nicht auf viele Wochen oder Monate verteilt, sondern konzentriert durchgeführt, so daß eine Angststörung innerhalb von zwei bis drei Monaten bewältigt sein kann.

Bereits vom Erstgespräch an verhalten sich die Therapeutinnen und Therapeuten sehr aktiv. Sie fragen zum Beispiel «Was stört Sie genau an Ihrem Problem?», «Wie würde Ihr Leben aussehen, wenn Sie es nicht hätten?», «Was haben Sie bereits getan, um die Probleme zu meistern?», «Was soll in Zukunft anders werden?», «Welche Nachteile hätten diese Änderungen?». In der anschließenden Diagnostikphase wird gemeinsam analysiert, wie dieses Problem in den verschiedenen Situationen, in denen es auftritt, aussieht. Was für Gedanken spielen eine Rolle, welche Gefühle treten auf und welche Körpersymptome?

Wie ist das Verhalten? Danach wird geschaut, nach welchen «Regeln» das bisherige Leben verlaufen ist, die Angststörung wird also in einen Zusammenhang mit der Lebensgeschichte gebracht. Im nächsten Schritt wird dann gemeinsam ein Therapieplan erstellt. Abgestimmt auf die ganz spezielle Situation des einzelnen Patienten oder der Patientin, wird aus dem großen Fundus der Verhaltenstherapie die geeignete Kombination von Methoden und Techniken ausgewählt und zu einem Programm zusammengestellt. Bei Laien entsteht manchmal das Mißverständnis, das z. B. Entspannungstechniken wie Autogenes Training oder ein Training von sozialen Fertigkeiten eigenständige Therapierichtungen sind. Dies sind alles nur Methoden innerhalb der allgemeinen Verhaltenstherapie. Den Patienten wird an dieser Stelle und im gesamten weiteren Verlauf der Therapie immer wieder genau erklärt, warum gerade diese oder jene Methode benutzt werden soll. Die Hilfesuchenden sollen ja schnell selbständig werden und diese Methoden – zum Beispiel die Konfrontation mit realen Angstsituationen – sehr bald selbst anwenden. Bei Krisen im späteren Leben sollen sie diese Methoden dann immer noch sicher parat haben. Verhaltenstherapie bedeutet also, daß auch das Leben des Patienten «durchgesehen» wird – wie in der analytischen Therapie, nur sehr viel knapper und zielgerichteter. Es wird auch eine Menge gesprochen – wie in der Gesprächstherapie. Das Spezifische an der Verhaltenstherapie ist, daß ganz konkrete Ziele abgesprochen werden und das Erreichen dieser Ziele mit bestimmten Übungen und Techniken vorbereitet und eingeleitet wird. Wenn bei Angststörungen ein starkes Vermeidungsverhalten vorliegt, redet ein Verhaltenstherapeut eben nicht nur, sondern handelt auch gemeinsam mit dem Patienten. Das heißt, er geht mit dem Patienten in die realen Situationen, um zu üben.

Die Gesprächspsychotherapie

Die Gesprächspsychotherapie, die sogenannte GT, beginnt nie mit der Feststellung einer spezifischen Störung, wie dies in der Verhaltenstherapie üblich ist. Die GT geht davon aus, daß dies nicht nötig ist, da jeder Form einer psychischen Störung mit dem gleichen Vorgehen in der Therapie begegnet werden kann. Die Grundannahme der GT ist, daß jeder Mensch ein Wachstumspotential hat, das durch ungünstige Bedingungen nicht zur Entfaltung kommt und so psychische Störungen, wie Ängste, zur Folge hat. In der Beziehung zu seinem Therapeuten, der diesen Patienten ohne Einschränkungen wertschätzt, der sich in ihn und seine Erlebniswelt einfühlen kann und der sich während der Therapie immer echt und wahr, das heißt im Einklang mit seinen Gefühlen, verhält, kann der Patient sich sein Wachstumspotential wieder zu eigen machen und damit die Störung überwinden. In der Therapie stehen die aktuellen Erlebnisse und Erfahrungen, die die Patientinnen und Patienten (sie werden in der GT meistens als Klienten bezeichnet) im «Hier und Jetzt», das heißt in der Therapiestunde, mit ihrem Therapeuten machen, im Vordergrund. Solche aktuellen Prozesse werden in dieser Therapieschule als viel bedeutsamer gesehen als zum Beispiel die Persönlichkeitsstruktur, die unbewußten Vorgänge oder auch die im Alltagsleben der Patienten auftretenden Symptome und Beschwerden.

Wie wirksam sind Psychotherapien?

Bei allen drei Therapierichtungen (analytische Therapien, Verhaltenstherapien, Gesprächstherapien) handelt es sich um Verfahren, die auf wissenschaftlichen Kenntnissen der menschlichen Psyche beruhen. Alle beziehen sich auf überprüfte Modelle von der Entstehung psychischer Störungen, aus denen dann wieder das praktische Vorgehen zur Beseitigung der Störungen entwickelt wurde. Dieses unterscheidet sie von den vielen obskuren Richtungen, deren Annahmen auf bloßen Vermutungen oder Glaubenssätzen beruhen.

Jede der drei anerkannten Therapierichtungen hat auch in kontrollierten, wissenschaftlichen Studien ihre Wirksamkeit bei der Beseitigung psychischer Störungen nachgewiesen. Die Verhaltenstherapie wurde dabei besonders häufig und gut überprüft, was wahrscheinlich auch damit zusammenhängt, daß ihre Konzepte und ihr Vorgehen sehr praktisch und realitätsnah sind und sich deshalb gut testen lassen. Ob ein Mensch wieder seinem Beruf nachgehen kann, keine Panikanfälle mehr bekommt und eine ausgeglichene Stimmung hat, ist – im Gegensatz zu einer veränderten Persönlichkeit – relativ leicht zu erfassen.

Wenn wir psychische Störungen insgesamt anschauen,

kann sowohl die analytische wie auch die Gesprächstherapie ähnliche Erfolge nachweisen, wie dies die Verhaltenstherapie tut. Das Bild ändert sich allerdings, wenn wir eine Unterteilung nach der Art der vorliegenden Störung vornehmen. Hier hat sich ganz klar gezeigt, daß die Verhaltenstherapie bei Angststörungen nicht nur viel schneller, sondern auch deutlich wirkungsvoller zum Ziel kommt als die beiden anderen Therapiearten.

Bei Ihrer Suche nach einer geeigneten Therapie ist sicher auch wichtig, was Sie sich in erster Linie erhoffen. Suchen Sie nach den lebensgeschichtlichen Hintergründen Ihrer Angsterkrankung und möchten Sie Ihr so gewordenes Selbst besser verstehen, dann kann wahrscheinlich die GT oder die Analyse besser helfen als die Verhaltenstherapie. Möchten Sie diffuse Ängste, Panikattacken und phobische Ängste vor Orten und Situationen verlieren, dann sollten Sie sich einen Verhaltenstherapeuten suchen. Da Sie bei Ihrer Suche auch die Kosten, die dafür nötige Zeit und die seelischen Anstrengungen, die in jeder Therapie gefordert werden, berücksichtigen müssen, ist es vielleicht auch ratsam, ganz pragmatisch an die Entscheidung heranzugehen. Mein Rat: Immer mit dem am wenigsten Aufwendigen beginnen und erst, wenn es nicht wirkt, etwas Aufwendigeres suchen. Versuchen Sie also erst die Selbsthilfe, eventuell angeleitet durch entsprechende Bücher und Broschüren. Wenn dies nicht den gewünschten Erfolg hat, suchen Sie die Verhaltenstherapie auf. Wenn Sie nach dieser Therapie noch den Wunsch haben, sich nun grundsätzlich mit Ihrer Lebensgeschichte auseinanderzusetzen oder an der Weiterentwicklung Ihrer Persönlichkeit zu arbeiten, dann käme eine analytische oder Gesprächstherapie in Frage. In der Praxis wird leider häufig der umgekehrte Weg gegangen, und der ist dann mit vielen Enttäuschungen verbunden. In den Instituten der Christoph-Dornier-Stiftung, die sich alle auf die Behandlung von Angststörungen spezialisiert haben, machen wir die Erfahrung, daß die Patientinnen und Patienten im Schnitt mehr als acht Jahre unter ihren Störungen leiden, bevor sie den Weg in die Stiftung finden. Viele haben dann auch schon mehrfache Therapien und Krankenhausaufenthalte hinter sich.

Die Überprüfungen der Wirksamkeit der Therapien haben bisher vor allem an den Universitäten stattgefunden. Wichtig ist aber die Frage, ob diese im «Elfenbeinturm» Universität entwickelten und überprüften Verfahren denn auch in der ganz normalen Praxis wirken. Leider kann dazu nur wenig gesagt werden, weil viele Therapeutinnen und Therapeuten nicht bereit sind, ständige Qualitätskontrollen durchzuführen. Dies wird sich sicher bald ändern, da durch die immer leerer werdenden Kassen der Versicherungen bald nur noch Behandlungen bezahlt werden, bei denen die Behandler die Wirksamkeit auch belegen können.

Bei den Kontrolluntersuchungen, die in den Instituten der Christoph-Dornier-Stiftung sechs Wochen nach Therapieende sowie ein Jahr und fünf Jahre später noch einmal durchgeführt werden, berichten mehr als achtzig Prozent der Patientinnen und Patienten, daß die Konfrontationstherapie ihnen nachhaltig geholfen hat. Das bedeutet aber auch, daß bei etwa 20 Prozent noch einige Restsymptome bestehen, und es gibt leider auch einige, bei denen sich gar nichts geändert hat.

Scheuen Sie sich nicht, liebe Leserin, lieber Leser, bei Ihrem Behandler nachzufragen, ob er Wirksamkeitskontrollen macht und wie die Ergebnisse sind.

Wer trägt die Kosten?

Auch bei der Kostenübernahme hat es seit dem 1.1.99 eine große Veränderung gegeben. Mit dem Inkrafttreten des Psychotherapeutengesetzes wurden die Psychotherapeuten in das Kassenarztrecht aufgenommen. Wie medizinisch notwendige Therapien, so werden nun auch psychologische Therapien von den gesetzlichen Krankenkassen bezahlt, allerdings beschränkt sich dies zur Zeit noch auf die beiden Therapierichtungen «analytische Verfahren» und «Verhaltenstherapie». Wahrscheinlich wird die Gesprächstherapie nachfolgen, aber im Moment reichen die Wirksamkeitsnachweise dem Gesetzgeber noch nicht aus. Besonders kritisch wird hierbei auch gesehen, daß die GT keine Diagnostik beinhaltet. Es werden keine spezifischen Diagnosen gestellt, und es gibt eben auch keine spezifische Behandlung.

Für die beiden anderen Therapien sieht das Verfahren folgendermaßen aus. Wie bei den Ärztinnen und Ärzten besteht die Möglichkeit der freien Behandlerwahl unter allen im jeweiligen Bezirk zur Kassenbehandlung zugelassenen Therapeuten. Sie können also einen Behandler Ihrer Wahl aufsuchen (mit Ihrer Chipkarte), der dann in einigen wenigen Sitzungen die Diagnostik vornehmen wird. Während dieser ersten Behandlungsstunden wird Sie der Therapeut auch noch einmal zu einem Arzt Ihres Vertrauens schicken, der dann dem Therapeuten mitteilen muß, ob aus medizinischer Sicht etwas gegen eine Psychotherapie spricht. Dies nennt man «einen Konsiliarbericht abgeben». Diese Phase – die dafür benötigten Behandlungseinheiten heißen auch «probatorische Sitzungen» – zahlen die gesetzlichen Krankenkassen über die Kassenärztliche Vereinigung ohne weitere Anträge direkt an den Behandler. Vor der eigentlichen Therapie muß dann aber vom Behandler und Patienten gemeinsam ein Antrag an die Krankenkasse gestellt werden, in dem der Therapieplan kurz erläutert und die Anzahl der vermutlich benötigten Sitzungen genannt wird. Dieser Antrag wird dann geprüft. Manchmal wird von der Krankenkasse ein Gutachter eingeschaltet, der den voraussichtlichen Erfolg dieser beantragten Therapie beurteilen soll. Der Gutachter bekommt dazu vom Behandler einen ausführlichen, anonymen Bericht mit den Ergebnissen der Diagnostik. Aufgrund dieser Unterlagen gibt er dann der Krankenkasse den Rat, die Therapie zu bezahlen oder ggf. noch weitere Abklärungen vornehmen zu lassen. Ein solcher Bericht muß immer erstellt werden, wenn gleich zu Beginn der Therapie eine hohe Stundenzahl beantragt wird und wenn eine Therapie verlängert werden soll. Sind die Genehmigungen da, erfolgt die Abrechnung dann wieder direkt zwischen den Krankenkassen und den Behandlern. Die technische Abwicklung der Zahlungen übernehmen dabei die örtlichen Kassenärztlichen Vereinigungen, die die Kassenärzte, zu denen ab 1.1.99 auch die Psychologischen Psychotherapeuten gehören, vertreten. Patientinnen und Patienten, die privat versichert sind, müssen in der Regel die Kosten zuerst selbst tragen und sie dann zur Erstattung bei ihrer Versicherung einreichen. Die Verfahren können aber je nach Versicherung und nach Police sehr unterschiedlich sein. Deshalb empfiehlt es sich, vor Kontaktaufnahme mit dem Therapeuten seinen Versicherungsvertrag genau zu studieren – besonders auch das «Kleingedruckte».

Ähnlich wie eine Kur kann auch eine Psychotherapie nicht beliebig oft durchgeführt werden. Die Krankenkassen bezahlen erst wieder eine Therapie, wenn seit der letzten zwei Jahre vergangen sind. Bezüglich eventueller Zuzahlungen kann zur Zeit nichts gesagt werden, da sich diese Dinge durch die Reformen im Gesundheitswesen beinahe ständig ändern.

Psychotherapien – was ist wichtig?

- Es gibt drei Therapierichtungen, die wissenschaftlich anerkannt sind und deren allgemeine Wirksamkeit nachgewiesen wurde: analytische Therapie, Verhaltenstherapie und Gesprächstherapie.

- Die Wirksamkeit bei Angststörungen in bezug auf schnelle Heilung und andauernden Erfolg hat die Verhaltenstherapie am besten nachweisen können.

- Der Verhaltenstherapeut sollte Erfahrungen mit der Behandlung von Angststörungen haben. Wenn ein starkes Vermeidungsverhalten des Patienten vorliegt, sollte der Therapieplan Konfrontationsübungen in der Realität enthalten.

- Die gesetzlichen Krankenkassen übernehmen die Kosten einer notwendigen Psychotherapie, wenn es sich um eine Therapie aus dem analytischen Formenkreis oder um eine Verhaltenstherapie handelt. Gesprächspsychotherapien müssen privat bezahlt werden.

- Die Kosten für die notwendigen ersten diagnostischen Sitzungen (maximal fünf) und die geforderte medizinische Abklärung übernehmen die Krankenkassen ohne Antrag. Die weiteren Therapiesitzungen müssen beantragt werden.)

Die Konfrontationstherapie

Die Konfrontationstherapie ist keine eigenständige Therapierichtung, sondern eine Methode innerhalb der Verhaltenstherapie. Kernstück dieser Methode ist, daß die Therapeuten gemeinsam mit den Patienten Situationen aufsuchen oder herstellen, die massive Ängste und/oder Körperreaktionen auslösen und vor der Therapie entweder ganz vermieden wurden oder nur «mit zusammengebissenen Zähnen» ertragen werden konnten. Um das ganz konkrete Vorgehen deutlich zu machen, lassen wir im folgenden wieder eine Patientin zu Wort kommen. Charlotte, wie ich sie genannt habe, ist im gewissen Sinne ein Kunstwesen.

Ich habe mehrere Berichte und Tagebücher von Patientinnen und Patienten der Christoph-Dornier-Stiftung zusammengefügt zu einem Bericht der Patientin Charlotte. Damit ist die Anonymität gewährleistet und zum anderen ist hier ein sehr typisches Beispiel entstanden.

Ein Therapie-Tagebuch

«Vor einer halben Stunde habe ich von einer freundlichen, sehr jugendlichen Stimme den Termin für ein Erstgespräch in der Christoph-Dornier-Stiftung erhalten. Es wird also ernst mit der Therapie. Ich fühle mich nun, nach der ersten freudigen Aufregung – endlich, es geht los, endlich wird mir geholfen –, schlecht. Tue ich das Richtige? Habe ich mich nicht endgültig aufgegeben? Habe ich jetzt zugegeben, daß ich ein willensschwacher Mensch bin oder, schlimmer, daß ich tatsächlich psychisch krank, also irre bin? Ich höre wieder Mutters Stimme: «Ach, Kindchen, diese Psychotherapien. Da werden die Menschen doch erst sonderbar gemacht. Willst du wirklich, daß dir jemand deine Träume auseinanderpult und dich zum Heulen bringt? Guck dir doch mal diese Fernsehsendungen an. Da gibt es immer diese Psychologen, die in der Gruppe sitzen und die Leute zum Reden bringen. Über Dinge, die sie so sicher noch nicht einmal ihrer besten Freundin erzählen, und das öffentlich! Das Ende ist doch immer, daß die zusammenbrechen und heulen. Glaubst du, das kann helfen? Nimm lieber das Geld und fahr in Urlaub. Entspann dich, arbeite nicht mehr so viel, dann wird es schon werden. Ich habe doch auch immer diese Herzbeschwerden und komme damit klar.» Danach habe ich nicht mehr versucht, mit Mutter über meine Probleme zu sprechen. Richtig habe ich ihr auch nie erklärt, was mit mir los ist. Sie würde es ja doch nicht verstehen. Ganz allein habe ich immer wieder versucht, mir zu helfen. Aber ich kann nicht mehr. Wenn es mir ganz schlecht ging, habe ich manchmal schon gedacht, ob es nicht besser ist, diesem ganzen Elend ein Ende zu machen. Aber was wird dann aus Pia? So raffe ich mich immer wieder auf, laufe von Arzt zu Arzt, probiere alle Medikamente und werde doch immer wieder heimgesucht von dem schwarzen Ungeheuer, das mich zusammenpreßt wie einen nassen Schwamm. Und mich dann ausgepreßt, leer und kaputt zurückläßt. Ein armseliges Bündel Mensch, das nur noch in der Angst lebt, diesem Ungeheuer wieder zu begegnen. Und dessen ganzes Leben nur noch aus Organisation besteht, die verhindern soll, daß ich allein bin oder in Situationen komme, in denen dieses Ungeheuer wieder zuschlagen kann. Dabei weiß ich schon gar nicht mehr, was schlimmer ist, die tatsächlichen Anfälle oder die ständige Angst davor.»

«Ich war da, ich hatte mein Erstgespräch. Es war wieder eine organisatorische Höchstleistung, von L. nach Braunschweig zu kommen. Volker hatte natürlich seine vermaledeite Dienstreise. Für die Zeit hatte ich Bärbel eingeladen, doch mal wieder ein paar Tage bei mir zu verbringen. Sie war wie immer gerne gekommen. Ihre kleine Tochter Lisa ist ja im gleichen Alter wie Pia, und die beiden spielen gerne zusammen. Aber Bärbel ist diesmal ohne Auto gekommen, und ich weiß, daß sie nicht gerne mit unserem großen Volvo fährt, und ich setze mich nach diesem schrecklichen Anfall nicht mehr selbst ans Steuer. Aber mit dem Zug nach Braunschweig? Ohne die Möglichkeit auszusteigen, eine halbe Stunde eingesperrt sein? Das hätte ich nicht ausgehalten. Schon die Vorstellung macht meine Brust ganz eng, und ich fühle schon die Panik hochkommen. Gott sei Dank ist mir eingefallen, daß Karin gesagt hatte, sie würde gerne mal wieder einen Einkaufsbummel mit einer Freundin machen. Sie hatte mich immer wieder darum gebeten, aber in Kaufhäuser gehe ich nur noch in Notfällen, z. B. wenn ich dringend für Pia etwas kaufen muß. Volker weigert sich ja standhaft, diese Dinge zu besorgen. Er sagt, es genüge schon, daß er die wöchentlichen Supermarkteinkäufe für mich übernommen hat. Klamotten für die Kleine kaufen, das könne er nicht. Ich selbst habe mir schon so lange nichts mehr in Kaufhäusern oder Boutiquen gekauft. Allein die Vorstellung, halbnackt in einer Umkleidekabine eingesperrt zu sein und dann einen Anfall zu bekommen! Nein, danke! Zum Glück gibt es ja Versandhäuser. Also habe ich es so organisiert, daß Lisa an dem Tag mit Pia zusammen in den Kindergarten gehen durfte, und Karin und Bärbel haben mich zur Stiftung gefahren, sind dann selbst bummeln gegangen und haben mich später wieder abgeholt. Wie gesagt, ich habe gelernt, zu organisieren und andere als meine Helfer einzusetzen, ohne daß sie es so richtig merken.»

«Das Erstgespräch. Das Institut befindet sich in einem alten Gebäude. Als ich an der Tür klingelte, klopfte mein Herz bis zum Hals. Ein freundliches junges Mädchen öffnete und bat mich, einen Moment im Wartebereich Platz zu nehmen. Ob ich etwas trinken möchte, Kaffee, Tee, Saft oder Wasser? Gerne hätte ich etwas Warmes, aber schwarzen Tee und Kaffee mit Koffein trinke ich schon lange nicht mehr. Alles Strategien, um die gefürchteten Anfälle zu vermeiden. «Kein Problem», sagte die nette Person, «Sie können auch einen Kräutertee bekommen.» Donnerwetter, so einen Service gibt es noch nicht einmal bei meinem Friseur, ganz zu schweigen von den Arztpraxen, deren Wartezimmer ich zur Genüge kenne. Ich war die einzige, die auf der hypermodernen, deshalb auch furchtbar unbequemen Bank saß und wartete. Aber nicht lange. Eine ebenfalls recht junge, schicke blonde Frau in einem Kostüm stellte sich als meine Therapeutin vor und bat mich in den Therapieraum. Auch sehr modern eingerichtet. Der Sessel war allerdings viel bequemer als die Wartebank. Ich war überrascht. Was hatte ich erwartet? Räucherstäbchen, Kissen und daß Patient und Therapeut auf dem Teppich sitzen? Irgend etwas in dieser Richtung hatte ich wohl schon erwartet. Hier herrschte Sachlichkeit mit einem Hauch zurückhaltender Eleganz. Sehr überraschend! Überraschend auch die Therapeutin und ihre Wirkung auf mich. Durch ihre Fragen, die genau den Punkt trafen, gelang es mir, meine Redehemmung zu überwinden. Schon bald erzählte ich ihr ganz locker, wie ich es geschafft hatte, meine Freundinnen so zu manipulieren, daß ich hierher kommen konnte. Es schien nichts Neues für die Therapeutin zu sein. Anscheinend gibt es sehr viel mehr Menschen, als ich dachte, die sich so durchs Leben mogeln müssen.

Dann kam wieder ein kleiner Schock. Schon beim Platznehmen hatte ich die kleine Kamera bemerkt, die an der Wand hing und direkt auf mich gerichtet war. Die Therapeutin erklärte nun, daß alle Sitzungen damit aufgezeichnet werden. Sie erzählte mir etwas über Supervision und wissenschaftliche Forschung, Erfolgskontrolle und erbat mein Einverständnis, die Kamera anzuschalten. «Was passiert, wenn ich mein Einverständnis verweigere?» Nichts, wurde mir geantwortet, dann bliebe die Kamera halt aus, sie würde nur die Arbeit der Therapeuten erleichtern und effektiver machen. Ein weiterer Vortrag über die Schweigepflicht von Psychotherapeuten folgte. Ich willigte in die Aufnahme ein. Später stellte ich fest, daß ich fast im selben Moment die Kamera vergessen hatte. Die ziemlich direkten Fragen der Therapeutin nach meinen Ängsten und Symptomen, nach den Einschränkungen in meinem Leben ließen mich alles andere vergessen. Ich war ganz bei mir. Endlich war da eine, der dies alles offenbar nicht fremd war, die mich nicht tröstete, nicht sagte, es sei alles gar nicht so schlimm, sondern nur aufmerksam zuhörte. Dann erklärte sie mir den weiteren Gang der Therapie. Nach meinen Schilderungen nehme sie an, daß es sich bei meinen Problemen und Symptomen um eine Angststörung handele. Damit wäre ich bei ihr richtig. Die Stiftung würde nämlich nicht für alle psychischen Störungen Behandlungen anbieten, sondern habe sich auf einige spezialisiert. Für Angststörungen hätten sie ein entsprechendes therapeutisches Angebot. Ich hatte wieder ein Aha-Erlebnis. Eigentlich hatte ich immer geglaubt, daß es egal ist, welche psychische Macke man hat, wenn man zum Therapeuten geht. Ich dachte, die machen mehr oder weniger immer dasselbe, um zu helfen. Das scheint nicht so zu sein.

Die Therapeutin erklärte, daß nach dem Erstgespräch eine genaue Diagnostik erfolgen werde, die ca. zwei bis drei halbe Tage dauern werde. Sie sprach von speziellen Interviews, Fragebögen, evtl. würden bestimmte physiologische Messungen gemacht, und sie sprach von einem «Gang durch meine Lebensgeschichte». Erst dann wäre sie in der Lage, mir eine genaue Diagnose zu nennen und den Behandlungsplan vorzustellen. Die eigentliche Therapie würde dann im Anschluß stattfinden. Sehr sympathisch fand ich, daß sie sagte, sie würde mich dann acht Wochen nach der Therapie, ein Jahr und fünf Jahre später erneut zu sich bitten, um zu sehen, ob die Wirkungen der Therapie anhielten. Wenn das gemacht wird, scheinen sie ja ziemlich sicher zu sein, daß es wirkt. Sonst würden sie bestimmt nicht wollen, daß die Patienten wieder ins Institut kommen. Zwischendurch kamen mir dann doch mal

Bedenken. Ist die Therapeutin nicht sehr jung? Kann sie denn überhaupt schon ausreichend Erfahrung haben? Ich hatte mir Therapeuten immer als ältere Männer mit Bauch und Bart vorgestellt. Dort war eine so offene Atmosphäre, daß ich mich traute, sie einfach zu fragen. Sie schien überhaupt nicht irritiert zu sein über diese Frage, lächelte mich an und sagte: «Ich kann mir gut vorstellen, daß dies für Sie ein Problem sein kann. Ich habe mir Ihren Anmeldebogen ja angesehen. Sie sind gut 10 Jahre älter als ich. Ich habe Patienten, die 20 oder sogar 30 Jahre älter sind als ich, und weiß deshalb schon, daß das für manche komisch ist. Natürlich haben Sie viel mehr Lebenserfahrung als ich, viele wichtigen Lebensereignisse habe ich noch nicht so wie Sie durchlebt. Zum Beispiel habe ich keine Kinder. Ich werde häufig darauf angewiesen sein, daß Sie mir genau erklären, wie die Dinge für Sie sind, was wichtig ist und wie Ihr Erleben ist. Sie sind die eigentliche Expertin für sich selbst. Ich bin nur ein gut ausgebildeter Profi. Ich weiß, wie psychische Störungen entstehen und wie man sie beseitigen und verhindern kann. Aber wie sich das alles in Ihrem speziellen Fall verhält – da bin ich immer wieder auf Ihre Mitarbeit und Ihre Mitteilungen angewiesen.» Mehr sagte sie nicht, und ich fühlte mich etwas albern. Ich will sie ja nicht zur Freundin, sondern sie soll mir nur helfen, diese blöde Angst loszuwerden. Es kann mir doch egal sein, ob sie Kinder hat oder nicht. Die Therapeutin überließ mir die Entscheidung. Wir vereinbarten einen Termin für die diagnostischen Untersuchungen. Ich kann ihn aber bis drei Tage vorher noch absagen, ohne daß mir Nachteile entstehen. Sie riet mir sogar, noch einmal alles genau zu durchdenken und nicht bereits jetzt eine Entscheidung zu treffen. Außerdem hätte ich nach der Rückmeldung der Diagnostik wieder die Möglichkeit, mich für oder gegen die Therapie zu entscheiden. Es scheint wirklich so zu sein, daß man nicht die Katze im Sack kaufen muß.

Nach mehr als einer Stunde war ich wieder raus aus dem Therapiezimmer. Die Therapeutin verabschiedete sich und ermutigte mich dabei noch einmal, sie anzurufen, wenn mir später noch Fragen zu ihr oder zu dem geplanten Vorgehen einfielen. Das nette junge Mädchen am Empfang erlaubte mir sofort, noch die Stunde im Warteraum zu bleiben, bis mich meine Freundinnen wieder abholten. Wieder wurde ich mit Kräutertee verwöhnt und bekam sogar noch drei Kekse. In Ruhe betrachtete ich nun die Umgebung und sah noch einige andere Personen, die dort offenbar arbeiten. Es scheint auch ältere Therapeuten zu geben. Alle waren sehr freundlich. Mehrmals wurde ich angesprochen, ob man mich mit allem versorgt habe, was ich brauche, oder ob ich einen Wunsch hätte. Ich konnte mich richtig entspannen, trotz der unbequemen Bank. Das Zeitschriftenangebot ist bei meinem Arzt zwar deutlich größer, aber offenbar warten die Leute in der Stiftung nicht lange. In der Stunde kamen noch drei andere Patienten. Zwei wurden sofort von ihren Therapeuten an der Tür abgeholt und in die angrenzenden Zimmer gebeten. Die dritte leistete mir kurz Gesellschaft. Ich war aber trotz meiner Neugier zu befangen, um sie zu fragen, ob sie auch wegen Angstproblemen hier sei.»

«Puh, die Diagnostik habe ich hinter mir. War das anstrengend! Ich fühlte mich hinterher sehr schlaff, aber auch total erleichtert. Einen ganzen Tag habe ich in der Stiftung verbracht. Dabei wurde mir immer wieder freigestellt, Pausen zu machen oder zu unterbrechen. Ich wollte es aber hinter mir haben, und raus aus dem Institut hätte ich mich sowieso nicht getraut. Diesmal hatte mich Volker hingefahren. Abends hat er mich wieder abgeholt. Ich hatte mir Brote mitgenommen, aber auch in den kleinen Pausen, die ich mir gönnte, war ich noch zu beschäftigt mit dem Durchforsten meiner Lebens- und Leidensgeschichte, daß ich fast nichts essen konnte. Fragen wechselten ab mit der Beantwortung von Fragebögen, bei denen ich Kreuzchen machen mußte. Die Fragen hier waren aber so gestellt, daß sich schnelles Ankreuzen von selbst verbat. Ich mußte jedesmal richtig überlegen, obwohl die Therapeutin mir immer wieder versicherte, es gäbe kein richtig oder falsch, ich sollte es ganz nach meinem Gefühl machen. Die Fragen der Therapeutin zu beantworten fiel mir leichter. Sie las manche auch aus einem dicken blauen Buch ab, das wir gemeinsam ganz «durchackerten» – «strukturiertes Interview» nannte sie dieses Vorgehen und erklärte, daß sie die Fragen ablese, damit sie allen Patienten in genau gleicher Form gestellt werden und die Antworten vergleichbar seien. Also anscheinend wieder wichtig für die Wissenschaft. Aber sie erklärte mir auch die Fragen, wenn ich sie nicht gleich verstand, gab Beispiele und hörte mir immer wieder geduldig, verständnisvoll und lange zu. Mir wurden dabei Dinge und Zusammenhänge klar, die ich so noch nicht vermutet hatte. Ich hatte das Gefühl, selbst ein Wissenschaftler zu sein und meine Geschichte zu analysieren. Es strengte an, weckte aber auch meinen Ehrgeiz, mir selbst auf die Schliche zu kommen, und machte stellenweise richtig Spaß.

Nun muß ich erst einmal abwarten. Die Therapeutin muß nun selbst ihre Auswertungen machen, ihre «Hausaufgaben», wie sie sagte. Dann werden wir den Antrag auf die Übernahme der Kosten der Therapie bei meiner Krankenkasse stellen. Die Sachbearbeiter haben mir auf meine Anfragen bereits signalisiert, daß sie fast 80 Prozent der Kosten übernehmen werden, aber erst, wenn ein unabhängiger Gutachter einen ausführlichen Bericht der Therapeutin über die Diagnose und den Therapieplan vorliegen hat und entscheiden kann, ob Aussicht auf Erfolg besteht. Erst dann wird die Krankenkasse «grünes Licht» für die Therapie geben. Ein blödes und umständliches Verfahren. Als damals mein angeblich verklebter Eileiter durchgepustet wurde, hat die Krankenkasse nicht nach Berichten und Gutachten gefragt, sondern gleich den teuren Krankenhausaufenthalt bezahlt, obwohl gar nicht genau feststand, ob dies überhaupt der Grund für unsere Kinderlosigkeit war, wie der Arzt mir damals selbst sagte. Auch jetzt, hatte mir der Sachbearbeiter gesagt, würden sie sofort einen Aufenthalt in einer psychiatrischen Klinik bezahlen. Zu blöd. Aber mir bleibt wohl nichts anderes übrig, als dies zu akzeptieren und zu warten. Allerdings haben Volker und ich schon beschlossen, wenn die tatsächlich nicht zahlen, nehmen wir einen Kleinkredit auf und bezahlen die Therapie selbst. Mehr als 40 Sitzungen zu je 50 Minuten werde ich wahrscheinlich nicht benötigen, sagte die Therapeutin. Dazu kämen noch sogenannte Nebenkosten, da wir nicht nur im Therapiezimmer bleiben werden, sondern sie tatsächlich mit mir in Kaufhäuser gehen würde, in öffentliche Verkehrsmittel und so weiter. Alles in allem wären es wohl so ca. 7000 DM, die die Therapie kosten würde. Ein Brokken für uns, da unser Auto noch nicht bezahlt ist. Aber das hat schließlich auch mehr als 30 000 DM gekostet, und wir schaffen es ja auch, das zu bezahlen.

Meine Wartezeit werde ich nutzen, um mir noch ein ärztliches Attest zu holen. Das brauche ich, obwohl ich der Therapeutin erzählt habe, daß ich schon x-mal beim Arzt war. Was habe ich nicht alles gemacht: Blutsenkungen, EEGs, CT, EKG, Belastungs- und Dauer-EKG. Nichts hat man gefunden. Na ja, der Blutdruck ist immer ein bißchen niedrig und auch ein bißchen labil, das heißt, er schwankt häufig mal. Aber mir wurde immer wieder mitgeteilt, daß ich gesund bin. Die Anfälle mit all diesen schrecklichen Symptomen seien nicht durch einen organischen Defekt zu erklären. Die haben mir aber auch nie gesagt, daß ich zum Psychologen gehen sollte. Hier ist es anders, obwohl die doch genau wissen, daß alle Patienten sicher erst einmal Hilfe bei Medizinern suchen, verlangen sie eine medizinische Untersuchung und Bescheinigung. ‹Wir wollen nichts übersehen›, lächelte die Therapeutin, als ich über diese neue Aufgabe stöhnte.»

«Hurra! Die Krankenkasse hat geschrieben, daß sie die Kosten übernehmen. Sogar vollständig! Nur die Nebenkosten muß ich selbst zahlen. Ich habe gleich im Institut angerufen. Nächste Woche habe ich mein, wie die Therapeutin sagte, therapievorbereitendes Gespräch. Und wenn alles gutgeht, fange ich in vier Wochen dann endlich an. Nun muß ich wieder organisieren. Die Therapie soll nämlich als sogenannte Blocktherapie durchgeführt werden. Zwei Wochen soll ich mir ganz frei nehmen, um den ganzen Tag für die Therapie zur Verfügung zu stehen. Ich hoffe, daß Mutter mir einmal helfen wird und herkommt, um Volker und Pia zu versorgen. Eine Woche wird sicher auch Bärbel übernehmen.»

«Gestern war ich wieder in der CDS, wie meine Therapeutin ihren Arbeitsplatz kurz nennt. Jetzt hat das Kind also endgültig, diagnostisch abgesichert, seinen Namen. ‹Paniksyndrom mit Agoraphobie› heißt das Ungeheuer, das mich immer wieder überfällt und dessen Überfälle ich so krampfhaft zu verhindern suche. Sehr geduldig erklärte mir die Therapeutin, wie sich dieses Ungeheuer bei mir entwickeln konnte. Ich bin nicht schuld, meine Eltern haben keine Schuld, es gibt überhaupt nicht nur eine Ursache für diese blöde Krankheit. Ganz langsam, wie bei einem Gebäude, ist Stein für Stein zusammengetragen worden, bis zum Schluß das Ding mit Namen ‹Paniksyndrom› fertig war. Eine Rolle spielt wohl meine hochgradige Sensibilität, die durch Mutters Übervorsicht noch gesteigert wurde. Wie oft hatte doch Papa ‹seine Frauen› mit ihrer Ängstlichkeit ausgelacht und versucht, mich zu ‹gefährlichen› Sachen zu bringen, z. B. den Kopfsprung vom Dreimeterbrett, den Mutter dann versuchte zu verhindern und auch später jedesmal wegguckte, wenn ich auf das Sprungbrett krabbelte. Nur wenn ich krank war und der Arzt nicht gleich die richtige Pille dagegen hatte, dann waren sie sich beide einig in ihrer Angst um mich. Mein Hang zum Perfektionismus und mein Wunsch, alles unter Kontrolle zu haben, spielen auch eine Rolle. Schon immer habe ich neue Situationen, die auf mich zukamen, in Gedanken vorher durchgespielt, habe mir Strategien überlegt und alles geplant. Wieviel Angst hatte ich, wenn ich nicht genau wußte, was auf mich zukommt und wie ich dann reagieren würde und sollte. Die ersten Freundschaften und dann der erste sexuelle Kontakt mit Volker, meinem ersten und einzigen Mann bis jetzt, sind ein gutes Beispiel dafür, führte mir die Therapeutin vor Augen. Sehr einleuchtend war mir auch, als sie noch einmal die Zeit vor dem ersten Angstanfall aufzeigte und mir erklärte, wie dies wohl zu einer Erhöhung meiner Empfindlichkeit führte und mich immer labiler machte. Der Kampf um eine Schwangerschaft, die Fehlgeburt, als es endlich geklappt hatte, dann wieder schwanger. Gleichzeitig kam Papas Herzinfarkt, mit dem niemand bei diesem lebenslustigen Menschen gerechnet hatte. Mutter mit ihrer

Hilflosigkeit und Angst. Immer wieder habe ich sie aufsuchen und trösten müssen, sie dann mehrmals zu Papa in die Rehaklinik fahren müssen und so weiter. Meine eigene Angst um Papa und um mein Kind mußte ich dabei immer allein austragen. Mutter konnte ich nicht belasten, und Volker wollte nichts davon wissen, wenn ich komische Gefühle im Körper hatte und immer wieder das Gefühl, es kommen schon wieder Wehen, es wird wieder eine Fehlgeburt. ‹Beschreie es nicht. Warte einfach ab›, hat er nur immer wieder gesagt. Ja, dann fehlte wohl wirklich nur noch ein kleiner Auslöser, um meinen Körper ausrasten zu lassen beim ersten Panikanfall damals, als ich mit Pia im Kinderwagen das erste Mal wieder in der Stadt unterwegs war und in der Umkleidekabine gerade eine Hose anprobieren wollte. Nie vergesse ich diese Panik, diese Todesangst, als plötzlich mein Herz immer härter schlug, ich begann zu zittern, kriegte kaum noch Luft. Die Anfälle, die dann später kamen, waren wohl alle nicht mehr ganz so schlimm. Aber ich hatte ja auch sofort vorgesorgt, so gut ich es konnte, daß ich nicht wieder in Situationen kam, in denen mir so etwas allein passieren konnte.

So weit war mir alles klar, was die Therapeutin erklärte. Nun sollte sie mir sagen, was ich tun mußte, um diese Anfälle nicht mehr zu bekommen, und vor allem, um meine Angst vor der Angst loszuwerden. Ich lehnte mich in meinem Sessel zurück und wartete auf den nächsten Vortrag. Aber weit gefehlt. Jetzt ging die Arbeit richtig los. Die Therapeutin meinte, um nun zu verstehen, warum sich diese Krankheit immer weiter ausbreitete und schlimmer werden konnte, müßten wir noch einmal genau analysieren, was in diesen Situationen passiert. Sie gab mir ein riesiges Blatt Papier und eine Reihe von farbigen Stiften. Und dann ging es los. Ich mußte Kurven zeichnen, analysieren, wie hoch meine Angst vor, während und nach solchen Angstsituationen war, was ich jeweils getan hatte, was mit der Angst passierte, wo und wie ich es merkte, daß ich Angst hatte, und so weiter. Ich kam mir wieder wie eine Wissenschaftlerin vor, die ein Forschungsobjekt analysiert und durchleuchtet. Weiter ging es. Ein neues riesiges Blatt Papier, und nun mußte ich mich mit der schrecklichsten aller Vorstellungen auseinandersetzen. Ich mußte mich, Kurven zeichnend, in die schlimmste Umklammerung des Ungeheuers Paniksyndrom begeben und diesen Höhepunkt endlos aushalten. Das erste Mal ließ ich diese Vorstellungen wirklich zu, erlitt die schrecklichen, mörderischen Symptome immer weiter. Ich bekam aber auch zum ersten Mal das Gefühl von Abstand, ich konnte diesen unerträglichen Zustand distanziert wie von oben betrachten und mir mögliche Ausgänge überlegen. Immer klarer wurde mir, was die Therapeutin mit Angsthöhe, Fluchtpunkten und Wendepunkten meinte. Mir wurde klar, wie sehr es mein Körper war, der mich da mit uralten Mechanismen im Griff hatte. Zum ersten Mal bekam ich aber auch die Zuversicht, daß es funktionieren könne, diesen alten Mechanismus auszutricksen, wieder auf Normalreaktionen zurückzufahren.

Tja, und meine Frage, was muß ich tun, erübrigte sich dann so ziemlich. Mir wurde klar, was Therapie heißt. Ich muß mich von meinem Ungeheuer umarmen lassen, darf ihm nicht mehr ausweichen, muß ihm vielleicht sogar hinterherlaufen. Eine schaurige Vorstellung, aber vielleicht auch ein bißchen lustvoll; denn mit dieser Taktik könnte ich das Ungeheuer besiegen. Die Therapeutin blieb sehr ernst, als sie bestätigte, genau dies sei die Methode. Sie stimmte mir zu, daß es ein harter Weg sei, der viel Schweiß und Tränen kosten könne, aber sie und ihre Wissenschaft wüßten derzeit keinen leichteren, der annähernd so effektiv sei. Warum muß diese Frau denn bloß immer so ehrlich sein? Könnte sie mich nicht auch mal trösten und in den Arm nehmen und sagen, ‹so schlimm wird es gar nicht›. Nee, im Gegenteil, diese dumme Pute betonte immer wieder, daß es hart sein würde. Eine Erleichterung – ha, ha – versprach sie mir aber. Sie sagte, sie würde mir nicht ganz genau sagen, welche Situationen wann ‹drankämen›, damit die Erwartungsangst nicht noch die anderen Ängste verstärken würde. Als ob ich nicht sowieso Erwartungsangst hätte. Na gut, sie wäre wahrscheinlich noch schlimmer, wenn ich genau wüßte, was diese so nett aussehende liebe Frau so alles mit mir vorhat, um mein Ungeheuer zu treffen. Wieder sollte ich nicht gleich in der Sitzung die Entscheidung treffen, ob ich die Therapie beginnen will. Sie gab mir all meine Zeichnungen mit und sagte, ich soll doch einmal meinem Mann erklären, was ich jetzt über die Krankheit und über die zu erwartende Therapie und deren Hintergrund wüßte. Sie würde mir noch einen Kostenvoranschlag für die Therapiekosten schicken und eine Checkliste für Dinge, die ich mitzubringen habe. Dann sollte ich endgültig den Therapietermin bestätigen oder absagen. – Natürlich werde ich bestätigen!»

«Heute bekam ich den Kostenvoranschlag und die Checkliste. Ich soll unter anderem meinen Ausweis und meinen Führerschein mitbringen. Das Schlimmste aber, ich soll Kleider zum Wechseln für ca. drei Tage mitbringen. Das heißt, ich darf nicht nach Hause. Ich weiß ja, warum dies alles so sein muß, aber mußte sie denn gleich mit dem Schlimmsten anfangen? Allein sein, nicht nach Hause kommen, nicht in den sicheren Hafen. Das hat meinen Entschluß, diese Therapie auf jeden Fall zu machen, arg ins Wanken gebracht. Getröstet habe ich mich, daß ich das Institut und die Therapeutin mittlerweile so gut kenne. Ist doch auch schon ein bißchen Hafen für mich. Ich werde zusagen. In zwei Wochen geht es los. Ich werde mein Tagebuch mitnehmen und immer notieren, was ich da mache. Das will ich noch meinen Enkeln erzählen können. Dabei fällt mir wieder diese verdammte Ehrlichkeit der Therapeutin ein. Als ich sie fragte, ob man denn nun eigentlich sterben könnte, wenn man in der Therapie die Angst aushält und nicht flüchtet, sagte sie: Ihres Wissens ist dies noch nie passiert. Definitiv wisse sie, daß es noch nie in den Instituten der CDS passiert sei. Aber was bedeute diese Tatsache schon. Ich könne ja der erste Fall sein, die Ausnahme von der Regel. Warum will ich auch alles immer so genau wissen, und warum können diese blöden CDS-Therapeuten nicht einfach mal ein bißchen lügen. Sie hätte doch einfach nur zu sagen brauchen: Nein, es stirbt niemand.»

«Eine Woche Therapie habe ich hinter mir. Was für eine Woche! Heute sitze ich allein im Hotelzimmer und bin tatsächlich in der Lage, hier entspannt in mein Tagebuch zu schreiben. Volker hatte mich am Montag mit dem Auto ins Institut gebracht. Ich hatte das Gefühl, daß ich ihn und Pia nie wiedersehe. Irgendwie hatte ich mit allem abgeschlossen und kam mir richtig abgeklärt vor. Aber dann ging es los. Erste Übung: Zugfahren gemeinsam mit der Therapeutin. Aber nicht nur die halbe Stunde bis nach L., sondern gleich ICE, eingesperrt, Höchstgeschwindigkeit. Da kam sie wieder, die Wahnsinnsangst. Aber ich erlebte zum ersten Mal auch das, was ich theoretisch als Kurven aufs Papier gemalt hatte. Die Angst soll auf den Höhepunkt und dort ausgehalten werden – ohne Gegenwehr. Ich erlebte, wie sie so weit oben war, wie ich es mir gar nicht mehr hatte vorstellen können. Dazu immer wieder die ruhige, freundliche

Stimme der Therapeutin. Sie schaute mich mitleidig an, aber fragte immer wieder: ‹Beschreiben Sie mir, was Sie fühlen. Wo ist die Angst? Was könnte sie noch größer machen?› Wenn ich antwortete, wenn mir etwas einfiel, was sie größer machen könnte, wurde dies gleich durchgeführt. Und ich merkte, irgendwann wurde sie nicht mehr größer, ich hatte mich aufgegeben, und mein Körper kapierte anscheinend, was los war, und gab auch auf. Die Angst ließ nach, verschwand. Ich fühlte mich schwach, aber ohne Angst, als wir in Hamburg ausstiegen.

Dann ging es ununterbrochen weiter. Kaufhäuser, Enge, Schlangestehen, unendliche Höhe auf dem Fernsehturm. Ich lag auf der Scheibe, unter mir nichts als unendliche Leere. Der Schwindel kam, mein Körper raste. Dann Ruhe! Entspannung! Die Gewöhnung hatte eingesetzt, die Angst war weg. Weiter. Die Therapeutin kannte keine Ruhe. Immer wieder ihre Stimme: ‹Was könnte die Angst noch größer machen?› Dann abends die letzte Aufgabe: ‹Allein übernachten im Hotel in Hamburg.› Woher hatte die Therapeutin denn gewußt, daß Braunschweig, das Institut in der Nähe, für mich schon Sicherheit bedeutete? Ich weiß nicht, wo die Therapeutin blieb. Am nächsten Morgen sollten wir uns wieder treffen. Und wieder machte ich die Erfahrung der Gewöhnung. Dieses Mal schneller. Endlich war auch Freude da bei mir, Stolz auf mich und meine Leistung. Am liebsten hätte ich noch in der Nacht Volker angerufen. Aber das war ja verboten. Allein sein, keinen Kontakt haben, war die Aufgabe. Am nächsten Tag wartete die Therapeutin schon in der Halle. Ich war so glücklich, diese Nacht geschafft zu haben, sogar geschlafen hatte ich. Ich konnte nicht anders, ich strahlte und ich weinte gleichzeitig. Und – o Wunder – meine Therapeutin strahlte mit! Sie lachte mit mir, umarmte mich. Toll! Jetzt war ich wirklich stolz. Aber die Woche ging weiter. Mit den umwerfenden Erfahrungen des ersten Tages starteten wir fast ohne Pausen in weitere Übungen. Ich wurde aus meiner Schonhaltung und aus meiner ängstlichen Selbstbeobachtung herausgerissen. Ich lernte wieder, mir Belastungen zuzutrauen, und ich lernte – als etwas absolut Neues –, mich in Risikosituationen zu begeben, ohne sie vorher durchzuprobieren und Verhaltensweisen zu überlegen. Die Angst kam immer seltener und wurde immer schwächer. Meine Lebensfreude wuchs, ich kriegte immer mehr Spaß an unserer Aktion. Bald erschien es mir wie ein toller Urlaub. Aber nun zog sich die Therapeutin immer mehr zurück. In den letzten Tagen machte ich fast alle Übungen allein. Es gab nur lange Vor- und vor allem Nachbesprechungen. Die früher so angstbesetzten Situationen spielten bald nicht mehr die Rolle. Es ging mehr um die Aufdeckung meiner vielen kleinen, durch die lange Routine unmerkbar gewordenen Strategien, Situationen zu vermeiden und aus ihnen zu flüchten, vor allem durch Gedankenstrategien. ‹Flucht im Kopf› nannte dies die Therapeutin. Wir kamen gemeinsam diesen Fluchten auf die Spur, und mir gelang es immer mehr, diese zu unterbinden.

Nächste Woche wird es weitergehen. Wahrscheinlich wird Autofahren auf dem Plan stehen.»

«Ich bin wieder zu Hause. Aber die Therapie ist noch nicht zu Ende. Nun habe ich einen genauen Plan für die nächsten sechs Wochen. Es gilt, die Übungen in den Alltag einzubauen, sie selbstverständlich und zur Routine werden zu lassen. Ohne die Hilfe und die freundlichen, aber bestimmten Aufforderungen der Therapeutin. Trösten tut mich, daß wir vereinbart haben zu telefonieren. Besonders brauche ich ihre Bestätigung, ihr

Lob und ihre Anerkennung. Ich merke bei ihr besonders, daß sie weiß, wieviel ich leiste. Klar, auch Volker freut sich und sagt, wie toll er es findet, was ich gemacht habe. Aber für ihn ist es doch eigentlich selbstverständlich, daß man einkaufen gehen kann, in der Schlange stehen, über Brücken gehen und allein mit dem Auto in die Stadt fahren kann. Das tun doch alle, oder? Eben nicht alle. Ich weiß jetzt, es gibt viele wie mich, die gerade dies nicht schaffen, deren Körper sie fast sterben läßt bei dem Versuch, es diesen ‹Normalen› gleichzutun. Aber ich weiß jetzt auch, wie man sich diese Normalität wieder zurückerobert, und damit habe ich den Normalen viel voraus.»

Profis würden das Vorgehen und die Prinzipien einer verhaltenstherapeutischen Therapie bei Angststörungen etwa so beschreiben:

Eine wirksame Behandlung muß sich vor allem auf die Veränderung der aufrechterhaltenden Bedingungen von Angststörungen richten und hier insbesondere auf den Teufelskreis von Vermeidungs- und Fluchtverhalten und damit die Verstärkung der Angstreaktionen. Das Grundprinzip der nach modernen Standards effektivsten Behandlung von phobischem Vermeidungsverhalten, die Konfrontation mit angstauslösenden Situationen (Exposition genannt), ist schon lange bekannt und deren positive Wirkung bei der Bewältigung der Angstkrankheit in wissenschaftlichen empirischen Studien hinlänglich belegt.

Die Expositionsbehandlung zielt in erster Linie darauf ab, den Patientinnen und Patienten eine Bewältigung ihrer Angst zu ermöglichen und eine dauerhafte Angstreduktion in den bisher vermiedenen Situationen zu erreichen. Die Patientinnen und Patienten werden bei der Expositionsbehandlung direkt mit spezifischen angstauslösennde Situationen in der Alltagsrealität konfrontiert, ohne daß sie dabei das Vermeidungsverhalten und/oder die Flucht ausführen dürfen. Durch gezielte therapeutische Interventionen werden hierbei die stattfindenden Habituations-(Gewöhnungs-)Prozesse bis zu einer völligen Reduktion der Angst gefördert. So machen die Patientinnen und Patienten die neue Erfahrung, daß eine Angstüberwindung ohne Flucht oder Vermeidung möglich ist. Unter Anleitung ihres Therapeuten bzw. ihrer Therapeutin gewinnen sie damit Zugang zu neuen Bewältigungsmöglichkeiten. Über diese Grundprinzipien einer erfolgreichen Angstbehandlung herrscht in psychotherapeutischen Fachkreisen weitgehend Einigkeit. In der Praxis gibt es aber sehr unterschiedliche Vorgehensweisen. Als besonders effektiv – vor allem bezogen auf die Langzeitwirkung – hat sich ein sogenanntes massiertes Vorgehen herausgestellt. Hier werden Übungen in der Realität mehrere Stunden täglich an aufeinanderfolgenden Tagen durchgeführt.

«Die Therapie ist zu Ende. Ich werde meine Therapeutin in einem Jahr wiedersehen. Ich weiß jetzt, daß mich mein Ungeheuer sicher noch eine Weile begleiten wird, aber es wird mir nichts Ernsthaftes mehr antun können, es wird mich und meine Aktivitäten nicht mehr beherrschen. Aber ich habe nicht nur gelernt, mein Ungeheuer zu zähmen. In der kurzen Zeit der Therapie habe ich sehr viel mehr über mich und meine Möglichkeiten, aber auch meine Fehler und Schwächen erfahren, als ich dies je für möglich gehalten hätte. Ich glaube, ich kann heute meine tiefe Unsicherheit, meinen Wunsch nach Kontrolle und Perfektionismus besser akzeptieren. Und ich glaube, daß ich diese ‹Fehler› mit meinen Stärken, die ich entdeckt habe – Organisationstalent, Mut, Tatendrang und Willenskraft – ausgleichen und erträglich machen kann. Mein Kampf ist noch nicht zu Ende, aber ich glaube, ich kann es schaffen.»

Eine verhaltenstherapeutische Angsttherapie enthält folgende Komponenten:

- eine genaue individuelle Diagnostik
- eine Rückmeldung über die Diagnostik und die geplante Therapie
- nicht nur Gespräche, sondern auch Übungen in realen Situationen – am erfolgreichsten in einer intensiven Blocktherapie
- eine Erfolgskontrolle, gekoppelt mit rückfallvorbeugenden Maßnahmen

Und danach? – Rückfällen vorbeugen

Zu jeder guten Therapie gehört auch eine Rückfallprophylaxe. Was könnte einen Rückfall verursachen, und wie kann man ihn verhindern? Besonders wenn Angststörungen schon lange bestehen, sind sie häufig kombiniert mit anderen psychischen und sozialen Problemen, wie z. B. Depressionen, Problemen mit dem Partner und der Familie und Problemen am Arbeitsplatz. Wenn diese Probleme tatsächlich nur oder fast nur Folge der Angsterkrankung waren, kommt es häufig zu einer Verbesserung, wenn die Betroffenen ihre Angst sowie ihr Vermeidungs- und Fluchtverhalten in den Griff bekommen. Manchmal aber haben diese zusätzlichen Probleme noch ganz andere Gründe und Ursachen, und diese werden durch die Behandlung der Angstkrankheit nicht verändert. Aufgabe der Therapeutin ist es – sie kennt durch ihre genaue Eingangsdiagnostik auch diese «Nebendiagnosen» –, hier dann weitere Interventionen anzubieten, wenn erkennbar wird, daß die Patienten aus eigener Kraft keine positiven Veränderungen vornehmen können.

Familie und besonders Partnerschaft haben einen immens starken Einfluß auf die psychische Befindlichkeit, ja sogar auf die körperliche Fitneß eines Menschen. Wir wissen heute aus wissenschaftlichen Studien, daß depressive Störungen zum Beispiel 25mal häufiger bei Frauen vorkommen, die unglücklich verheiratet sind, als bei glücklich verheirateten. 50 Prozent aller Selbstmorde kann man auf zwischenmenschliche Konflikte zurückführen. Rückfälle bei depressiv Erkrankten kamen nach einer erfolgreichen stationären Behandlung bei mehr als 60 Prozent der Patienten vor, die in unglücklichen Partnerschaften lebten, gegenüber 11 Prozent Rückfällen bei Menschen aus zufriedenen Beziehungen. Auch für körperliche Fitneß stellt eine schlechte Paarbeziehung ein Risiko dar. Man hat bei solchen Personen schlechtere Immunfunktionen festgestellt und eine höhere Empfindlichkeit gegenüber Infektions- und anderen Erkrankungen. Allerdings sind die Effekte sicher auch von zwei Seiten zu sehen, denn ernsthafte Erkrankungen körperlicher und psychischer Art können auch zu einer Belastung der Beziehung führen und so einen Teufelskreis auslösen. Auch die erfolgreiche Therapie einer bestehenden Störung hat durch die daraus resultierenden Veränderungen in der Regel große Auswirkungen auf die Partnerschaft. Den meisten Menschen gelingt es, dieses innerhalb ihrer Beziehung gut zu verarbeiten. Dabei kommt es vor allem auf die Fähigkeiten des Paares zur Kommunikation und zu Problemlösungen an. Wie sich in Studien zur Ehezufriedenheit und -stabilität herausgestellt hat, ist dies eine bedeutsame Größe, die ziemlich zuverlässig vorhersagt, ob ein Paar sich im Verlauf der Jahre trennen wird oder lange zufrieden zusammenleben kann. Wenn das Paar über diese Fähigkeiten nicht im ausreichenden Maße verfügt – und dies muß nichts mit der Angsterkrankung zu tun haben –, können die Veränderungen durch die Krankheit und dann durch die Therapie (erst wird ein Partner immer unselbständiger, dann wieder selbständig und braucht den anderen als Helfer/in nicht mehr) zu einer Krise in der

Partnerschaft werden. Und im Sinne eines Teufelskreises kann dann die Verschlechterung der Beziehung wieder die Gefahr eines Rückfalles in die Angstkrankheit bringen. Die Therapeutinnen und Therapeuten werden, wenn sie Hinweise auf solch ein ungünstiges Geschehen haben, Ratschläge geben und evtl. Trainings anbieten, um dem Paar zu helfen, diese Klippe gut zu «umschiffen».

Viele der Angsterkrankten erlebten in ihren Anfällen immer wieder ganz spezielle körperliche Symptome, zum Beispiel wird als erstes ein Druck in der Herzgegend verspürt, dann Herzrasen, Schwitzen und das Gefühl, in Ohnmacht zu fallen. Wie wir aber wissen, aktiviert die Angstreaktion des Körpers beinahe alle Organe. Deshalb kann es sein, daß nach der Therapie plötzlich ganz andere Symptome auftauchen, die unter Umständen wieder angst machen und, wie im Teufelskreis, zu einem Anfall führen könnten. Das kann vielleicht so ablaufen: Durch einen kleinen zufälligen Schreck, – wie z. B. bei einem lauten Geräusch im Supermarkt, wird, wie automatisch bei jeder Schreckreaktion, Adrenalin ausgeschüttet, um die Flucht-/Angriffs-Reaktion des Körpers vorzubereiten. Früher hat die Patientin die Wirkung des Adrenalins zunächst als Druck und Herzrasen verspürt. Nun bemerkt sie die Adrenalin-Wirkung zunächst als einen leichten Schwindel. Die anderen Symptome werden vielleicht nicht mehr so schnell wahrgenommen, weil die Therapie zu der erwünschten Gewöhnung geführt hat. Außerdem sagt sich die Patientin, wenn sie jetzt Herzklopfen wahrnimmt: «Dies ist eine normale Reaktion, vielleicht auf einen von mir nicht bemerkten Reiz, vielleicht eben durch den Schreck.» Das führt dazu, daß nicht weiteres

Adrenalin ausgeschüttet wird, die Patientin flieht auch nicht, und sehr bald wird der Körper wieder ohne Aufregung funktionieren. Nun hat sie aber ein neues Symptom, den Schwindel, wahrgenommen. Da er als Reaktion auf Schreck oder Angst unbekannt ist, sagt sie sich vielleicht: «Oh, mir wird schwindelig. Es könnte ein Herzinfarkt sein.» Dieser Gedanke macht natürlich angst, und schon wird noch mehr Adrenalin ausgeschüttet, und die Angstspirale, der Teufelskreis, beginnt sich zu drehen. Deshalb werden gegen Ende der Therapie solche möglichen anderen Symptome, die den Angst- und Schreckreaktionen folgen können, besprochen. Es werden Übungen gemacht, die auch bisher unbekannte und nicht befürchtete Symptome hervorrufen, um eine Gewöhnung zu erreichen. Zum Beispiel kann man Schwindel durch schnelles Drehen auf einem Bürostuhl erzeugen und lernen, daß dieses Gefühl zwar unangenehm, aber nicht gefährlich ist, daß man keine Angst davor haben muß und daß es von allein verschwindet, wenn man mit dem Drehen aufhört und einfach nur abwartet.

In den letzten Stunden einer Therapie muß auch besprochen werden, wie oft ärztliche Kontrollbesuche stattfinden sollten. Wie oben beschrieben wurde, ist das häufige Aufsuchen von Ärzten eventuell auch eine Fluchtreaktion, die eine Angststörung aufrechterhält. Auf der anderen Seite ist es natürlich nur vernünftig, zu regelmäßigen Vorsorgeuntersuchungen zum Arzt zu gehen. Und natürlich soll auch ein Arztbesuch nicht zu lange herausgezögert werden, wenn sich wirklich eine körperliche Krankheit anbahnt. Hier kann es dann sehr hilfreich sein, sich beim Hausarzt entsprechende Informationen und Leitfäden zu besorgen.

Viele Angstpatientinnen und -patienten setzen sich nach der erfolgreichen Behandlung ihrer psychischen Störung selbst unter einen zu hohen Erfolgsdruck. Seltsamerweise meinen viele Menschen, daß sie nun für den Rest ihres Lebens immer psychisch stabil sein müßten. Dies ist eine nicht zu erfüllende Forderung an sich und an eine Therapie. Stellen Sie sich als Vergleich z. B. vor, Sie hatten eine Lungenentzündung, die erfolgreich vom Arzt behandelt wurde. Falls Sie später einmal Anzeichen von einer erneuten Entzündung merken, werden Sie dies wahrscheinlich eher einordnen können, evtl. bestimmte Verhaltensweisen ändern und frühzeitig zum Arzt gehen. Vielleicht gelingt es Ihnen, die Erkrankung beim ersten kleinen Anzeichen zu beenden, vielleicht werden Sie auch wieder krank. Sie hatten aber nach Ihrer ersten Erkrankung auch sicher nicht die Forderung an sich und an Ihren Arzt, daß Sie nun in Ihrem ganzen Leben nie wieder eine Lungenentzündung haben dürften. Und Sie würden vermutlich auch nicht zögern, wieder den Arzt aufzusuchen, wenn Sie doch wieder eine erwischt. Mit einer solchen Einstellung sollten Sie auch an Ihre Stimmungen und psychischen Symptome herangehen.

So beugen Sie Rückfällen vor

- Suchen Sie bei anderen noch vorhandenen Problemen und Störungen, wie z. B. Partner- oder Berufsproblemen, Hilfe bei Freunden, in der Familie, bei Einrichtungen wie Arbeitsämtern, Weiterbildungsinstituten, Eheberatungsstellen u. a.

- Suchen Sie sich neue Aktivitäten, oder nehmen Sie frühere Hobbys und Interessen wieder auf.

- Entwickeln Sie neue eigene Standards für das Akzeptieren von körperlichen Symptomen; d. h., prüfen und reduzieren Sie ggf. die Anzahl Ihrer Vorsorgeuntersuchungen.

- Akzeptieren Sie, daß das Leben nicht gleichmäßig verläuft. Stimmungsschwankungen wie auch depressive und ängstliche Phasen gehören dazu.

- Scheuen Sie sich nicht, wieder professionelle Hilfe zu suchen, wenn Ihre eigenen Hilfsmöglichkeiten nicht ausreichen.

Ich möchte dieses Kapitel schließen mit einem Bild von Professor Wolfgang Fiegenbaum, dem in Deutschland wohl ausgewiesensten Experten für die Konfrontationstherapie:

«Ich stelle mir das Leben wie einen wunderschönen Fluß vor. Er fließt durch ganz unterschiedliche Landschaften, und sein Fließen verändert sich auch häufig. Mal ist es sanft und träge, mal flott, oder es gibt auch Strudel und Stromschnellen. Wenn Patienten zu uns Therapeuten kommen, befinden sie sich in einem Strudel. Sie drehen sich um sich selbst und können sich allein nicht mehr befreien. Psychotherapie kann einen entscheidenden Anstoß geben, damit der unselige Strudel verlassen werden kann – schwimmen müssen die Menschen alleine.»

Ich wünsche Ihnen, liebe Leserin, lieber Leser, daß Ihnen das Schwimmen im Strom des Lebens gut gelingt. Ich wünsche Ihnen viele gute Strecken, in denen das Wasser Sie fast ganz allein trägt und Sie kaum Bewegungen machen müssen. Aber ich wünsche Ihnen auch auf anderen Strecken, wenn es z. B. gilt, schnell zu schwimmen, um mit den anderen Schwimmern mitzuhalten oder diese sogar manchmal zu überholen, Spaß und Freude beim Wettkampf und beim Gewinnen. Und ich wünsche Ihnen für die schwierigen Strecken, die Sie fast herunterziehen, die nur mühsam sind und gar keinen Spaß machen, an denen Sie vielleicht sogar manchmal zu Schwimmhilfen greifen müssen, Mut. Vor allem den Mut, diese dunklen Strecken zu akzeptieren.

Die Eigendiagnose

Im Kapitel «Angstkrankheiten: Die psychologische Beschreibung» wurde erklärt, welche Kriterien jeweils erfüllt sein müssen, damit man von dieser oder jener Angstkrankheit sprechen kann. Die Weltgesundheitsorganisation (WHO) beruft regelmäßig internationale Konferenzen ein, bei denen Expertinnen und Experten anhand der jeweils neuesten wissenschaftlichen Erkenntnisse festlegen, welche abgrenzbaren Störungen der körperlichen und psychischen Gesundheit es gibt und wie diese zu beschreiben sind. Dies wird in Kriterienkatalogen zusammengefaßt, so zum Beispiel in der Internationalen Klassifikation psychischer Störungen (siehe Literaturverzeichnis im Anhang). Allen Therapeutinnen und Therapeuten und allen Krankenkassen dient diese Klassifikation als Grundlage für ihre Diagnosen.

Nachfolgend habe ich für Sie, liebe Leserinnen und Leser, Listen zusammengestellt, die diese Klassifikation zur Grundlage haben. Mit Ihren Antworten auf die Fragen können Sie überprüfen, ob bei Ihnen eine Störung in Richtung einer Angstkrankheit zu vermuten ist. Natürlich kann so keine genaue Abklärung erfolgen. Diese muß in jedem Fall ein approbierter Psychotherapeut vornehmen. Sie können aber anhand der Auswertung Ihrer Antworten, die sich am Ende dieses Kapitels befindet, abschätzen, ob es sinnvoll ist, eine psychologische Untersuchung vornehmen zu lassen.

Checklisten

Checkliste Nr. 1

NEIN JA

1. Haben Sie *anhaltende Angst* vor (oder in) Situationen, in denen Sie im Mittelpunkt der Aufmerksamkeit von anderen stehen, in denen Sie beobachtet und bewertet werden könnten?
2. Befürchten Sie in solchen Situationen, daß Sie etwas tun könnten oder sich in einer Art verhalten könnten, die für Sie *peinlich oder demütigend* ist?
3. Verursachen solche Situationen *fast unvermeidlich jedesmal* Angstreaktionen?
4. Denken *Sie selbst*, daß Ihre Ängste übertrieben und zu stark sind?
5. Beziehen sich diese Ängste auf eine oder mehrere der folgenden Situationen?
   a) etwas Lächerliches zu sagen
   b) evtl. anderen nicht antworten zu können
   c) in der Öffentlichkeit zu sprechen
   d) in der Öffentlichkeit zu essen / trinken
   e) in der Öffentlichkeit zu schreiben
   f) in einer entlichen Toilette zu urinieren
   g) andere «öffentliche» Situationen, die immer Angst auslösen

Checkliste Nr. 2

NEIN JA

1. Gab es Zeiten, in denen Sie ganz plötzlich ohne erkennbaren Anlaß (aus «heiterem Himmel») unter einem Ansturm intensiver Angst oder Furcht litten?
2. Hat sich so eine Attacke wiederholt?
3. Hatten Sie nach so einer Attacke über längere Zeit (mindestens vier Wochen) anhaltende Angst, sie könnte sich wiederholen?
4. Haben Sie während eines solchen Anfalls folgende Symptome erlebt?
   a) Atemnot und / oder Beklemmungsgefühle
   b) Herzrasen oder Herzstolpern
   c) Zittern oder Beben
   d) Schwitzen
   e) Erstickungsgefühle
   f) Übelkeit oder Darmbeschwerden
   g) Das Gefühl, «neben sich zu stehen»
   h) Taubheit oder Kribbelgefühle
   i) Hitzewallungen oder Kälteschauer
   j) Schmerzen oder Unwohlsein in der Brust
   k) Furcht zu sterben
   l) Furcht, verrückt zu werden oder die Kontrolle zu verlieren

Checkliste Nr. 3

	NEIN	JA
1. Haben Sie *übertriebene* Angst an Orten, von denen eine Flucht nur schwer möglich wäre, falls es Ihnen in diesen Situationen schlechtgehen könnte?		
2. Haben Sie in diesen Situationen Angst, es könnten Symptome auftreten wie Schwindel, Benommenheit, Herzbeschwerden, Ohnmacht, Kontrollverlust, Verlust der Blasen- oder Darmkontrolle?		
3. Schränkt diese Angst Ihre Bewegungsfreiheit ein? D. h., vermeiden Sie deshalb Situationen, die Sie eigentlich aufsuchen möchten oder könnten?		
4. Können Sie alle Situationen, die solche Ängste auslösen, aufsuchen, aber nur mit «Sicherheitsmaßnahmen» (z. B. einer Vertrauensperson)?		

Checkliste Nr. 4

NEIN JA

1. Leiden Sie unter *übertriebener, unvernünftiger, anhaltender* Angst vor ganz spezifischen Objekten oder Situationen? (z. B. Blut, Spinnen, enge Räume, Höhen)
2. Müssen Sie diese Objekte oder Situationen vermeiden, oder können Sie sie nur unter intensiver Angst ertragen?
3. Löst dieses Objekt oder diese Situation *fast unvermeidlich* beim Kontakt *jedesmal* die Angstreaktion aus?
4. Beeinträchtigt diese Angst und/oder die Vermeidung dieser Objekte/Situationen Ihr Leben?
5. Befindet sich das Objekt Ihrer Angst vielleicht in dieser Liste?
   a) Tiere
   b) Höhen
   c) Donner
   d) Dunkelheit
   e) Flugzeuge
   f) Blut
   g) geschlossene Räume
   h) Krankheiten, Verletzungen
   i) andere, genau zu beschreibende, immer gleichbleibende Auslöser

Auswertung der Antworten

Auswertung der Checkliste Nr. 1:

Wenn Sie die Antworten 1 bis 4 bejahen müssen und bei der Frage 5 eine der unter a bis g genannten Situationen mit «JA» beantwortet haben, besteht der Verdacht, daß Sie unter einer **sozialen Phobie** leiden.

Auswertung der Checkliste Nr. 2:

Wenn Sie die Frage 1 und bei den Fragen 2 und 3 wenigstens eine bejaht haben und zusätzlich bei Frage 4 mindestens vier Symptome angekreuzt haben und Sie überdies körperlich gesund sind, besteht der Verdacht, daß Sie unter einem **Paniksyndrom** leiden.

Auswertung der Checkliste Nr. 3:

Wenn Sie die Fragen 1 und 2 mit «JA» beantwortet haben und zusätzlich noch die Frage 3 oder 4, könnten Sie evtl. unter einer **Agoraphobie** leiden.

Auswertung der Checkliste Nr. 4:

Wenn Sie die Fragen 1 bis 4 mit «JA» beantwortet haben (wobei Sie bitte darauf achten, daß auch die in den Fragen kursiv gedruckten Begriffe auf Sie zutreffen), liegt der Verdacht nahe, daß Sie unter einer **spezifischen Phobie** leiden.

Adressen

Deutschland

Christoph-Dornier-Stiftung für Klinische Psychologie
Zentralverwaltung und Angstambulanz
Salzstraße 52
48143 Münster
Tel.: 02 51 / 4 51 24
Fax: 02 51 / 4 51 26
E-Mail: cds@uni-muenster.de

Die Christoph-Dornier-Stiftung für Klinische Psychologie unterhält Institute, an denen sowohl Therapeuten ausgebildet als auch Patienten behandelt werden, an den Universitäten Braunschweig, Dresden und Marburg sowie in Berlin und Münster:

Institut Berlin
Angstambulanz
Axel-Springer-Straße 50
Tel.: 0 30 / 25 29 84 73
Fax: 0 30 / 25 29 84 70

Institut Braunschweig
Angstambulanz
Konstantin-Uhde-Straße 4
38106 Braunschweig
Tel.: 0531/391-2865
Fax: 0531/391-8195
E-Mail: cds@tu-bs.de

Institut Dresden
Angstambulanz
Hohe Straße 53
01187 Dresden
Tel.: 0351/4636960
Fax: 0351/4636970

Institut Marburg
Angstambulanz
Ernst-Giller-Straße 20
35039 Marburg
Tel.: 06421/2825740
Fax: 04621/2825720

Hilfe finden Sie auch in der Psychiatrischen Ambulanz oder der Psychologischen Beratungsstelle in den Universitätskliniken in Ihrer Umgebung und in den Psychologischen Instituten der örtlichen Universitäten.

Verbände und Selbsthilfegruppen

Berufsverband deutscher Psychologen (BDP)
Heilsbacher Straße 22
53123 Bonn
Tel.: 02 28 / 64 10-54 / -55

Vereinigung der Kassentherapeuten
Cranger Straße 129
45891 Gelsenkirchen
Tel.: 02 09 / 7 63 30

Vereinigung der Kassenpsychotherapeuten
Geschäftsstelle
Riedbaumstraße 4 a
67063 Ludwigshafen
Tel.: 06 21 / 63 70 15

Deutsche AngstStörungenHilfe und -Selbsthilfe (DASH)
Bayerstraße 77
80335 München
(nur schriftliche Anfragen, bitte 4,40 DM Rückporto ohne Umschlag beilegen)

NAKOS (Nationale Kontakt- und Informationsstelle zur Anregung und Unterstützung von Selbsthilfegruppen)
Albrecht-Achilles-Straße 65
10709 Berlin
Tel.: 0 30 / 8 91 40 19
Fax: 0 30 / 8 93 40 14
(nur schriftliche Anfragen)

Emotions Anonymous Interessengemeinschaft –
Selbsthilfegruppen für emotionale Gesundheit (EA)
Katzbachstraße 33
10965 Berlin
Tel.: 030/7867984

Bundesverband der Angehörigen psychisch Kranker
Thomas-Mann-Straße 49a
53111 Bonn
Tel.: 0228/632646

Deutscher Psychotherapeuten Verband (DPTV) e. V.
Berufsverband Psychologischer Psychotherapeuten
Bundesallee 213–214
10719 Berlin
Tel.: 030/235009-0 (tägl. 8–12 Uhr)
Fax: 030/235009-44

Österreich

Berufsverband Österreichischer Psychologen (BÖP)
Kegelgasse 6–10
1030 Wien
Tel.: 01/7128690

Selbsthilfewerkstatt/Nachbarschaftszentrum 15
Kardinal-Rauscher-Platz 4
1150 Wien
Tel.: 01/959594

Service- und Informationsstelle für Gesundheitsinitiativen
und Selbsthilfegruppen – SIGIS
Laxenburger Straße 36
1100 Wien
Tel.: 01/7 11 72 43 67
Fax: 01/7 11 72 43 98

Schweiz

Föderation der Schweizer Psychologinnen
und Psychologen (FSP)
Choisystraße 11
Postfach 527
3008 Bern
Tel.: 031/3 82 03 77

Zentrale Kontaktstelle
Selbsthilfezentrum Hinterhuus
Feldbergstraße 55
4057 Basel
Tel.: 061/6 92 81 00

Emotions Anonymous Interessengemeinschaft –
Selbsthilfegruppen für emotionale Gesundheit (EA)
Postfach 202
4015 Basel

Weitere Informationen

Bei Ihrer Krankenkasse, beim Diakonischen Werk oder bei der Caritas können Sie sich nach weiteren Hilfsmöglichkeiten erkundigen. Außerdem finden Sie im Internet unter den folgenden Adressen Informationen über Angst und Angststörungen:

- http:/www.zwaenge.de/
- http:/www.paed.uni-muenchen.de/~klin/beratung.htm#Angst
- http:/www.christoph-dornier-stiftung.de

Tips zum Weiterlesen

Baker, Roger: Wenn plötzlich die Angst kommt. Panikattacken verstehen und überwinden, Mannheim 1999.

Brasch, Christine, und Inga M. Richberg: Panikattacken. Angst ohne Grund. Ursachen, Therapie, praktische Tips zur Selbsthilfe, München 1997.

Bröhm, Patricia: Leben ohne Angst. Neue Wege, neue Therapien, neue Chancen, Stuttgart 1997.

Dilling, H., Mombous, W., und Schmidt, M. H.: Internationale Klassifikation psychischer Störungen. ICD 10, Kapitel 5 (F), Klinisch-diagnostische Leitlinien, Bern, Göttingen, Toronto 1994.

Mandorf, Claudia: Angstanfälle – Hilfe in der ersten Not, Zürich 1995.